Vanessa Bedjaï-Haddad

vbh-dieteticienne-nutritionniste.com

Digestfood

Recettes et conseils nutrition pour un bien-être digestif au top

Photographies : Alice Princet

Stylisme et réalisation des recettes : Isabelle Brouant

MANGO

Préface

Ce n'est plus à prouver, bien manger
est essentiel pour le bien-être et la santé.

Sur le plan physiologique, cela consiste à apporter à notre organisme les éléments dont il a besoin pour fonctionner de manière optimale : l'énergie, les nutriments et les micronutriments qui lui sont nécessaires au quotidien. Au-delà de cette dimension fonctionnelle de satisfaction d'un besoin biologique, bien manger renvoie également à la notion – essentielle – de plaisir, de détente, de convivialité...

Ce que nous mangeons contribue ainsi à la façon dont nous nous sentons dans notre corps, dans notre tête, dans notre vie en général. D'où l'importance d'adopter une alimentation de qualité, équilibrée, variée et suffisamment digeste pour être correctement assimilée. Ce dernier point, souvent négligé, est déterminant en terme de forme et de santé. Vous aurez beau bien manger, vous n'en tirerez pas tous les bienfaits si votre digestion est perturbée.

La digestion est un processus complexe et les troubles associés fréquents. Ce sont, après les problèmes de poids, la première raison de consultation en cabinet diététique. Les patients cherchent à établir des liens entre leur alimentation et leurs symptômes, et demandent des régimes d'éviction espérant y trouver la solution. Il n'y a pourtant pas de raison valable de vous priver de manière définitive de certains aliments, sauf en cas de maladie ou d'intolérance diagnostiquée. Gardez à l'esprit qu'en terme de digestion, tout est question de tolérance individuelle et que de nombreux éléments, autres que l'alimentation, peuvent expliquer des inconforts : le stress, des troubles du sommeil, un mode de vie sédentaire, des horaires irréguliers... Il faut tout prendre en considération.

Le principe de cet ouvrage est de vous apporter, en plus de recettes particulièrement bien tolérées, les moyens de comprendre les mécanismes de la digestion et les causes possibles de dysfonctionnements, afin que vous puissiez appréhender de manière pertinente mes conseils et mes recommandations.

Vanessa Bedjaï-Haddad

Diététicienne-nutritionniste et coach, Vanessa Bedjaï-Haddad exerce à Paris.
Son approche est à la fois nutritionnelle, micro-nutritionnelle et comportementale afin d'accompagner, de soutenir et de motiver celles et ceux qui ne se sentent pas à l'aise avec leur corps, leur poids ou leur rapport à l'alimentation.

Vous trouverez plus d'informations sur son site www.vbh-dieteticienne-nutritionniste.com

Sommaire

Programme

Recettes

PARTIE 1

Programme

La digestion comment ça marche ?

La fonction première de notre alimentation est de fournir à notre organisme les matières premières et l'énergie dont il a besoin pour fonctionner de manière optimale, assurer la croissance et la réparation des structures dont il est constitué.
Pour cela, les aliments que nous mangeons vont devoir être digérés, c'est-à-dire décomposés en nutriments, de petites molécules nutritives qui seront absorbées puis distribuées, *via* la circulation sanguine, aux cellules de notre organisme.

L'appareil digestif, qui assure ce processus complexe, est composé de divers organes :

- le tube digestif, long d'une dizaine de mètres, responsable de l'acheminement des aliments et qui comprend **la bouche, le pharynx, l'œsophage, l'estomac, l'intestin grêle, le gros intestin, le rectum et l'anus** ;
- d'autres structures associées : **les glandes salivaires, le foie, le pancréas et la vésicule biliaire**.

La bouche et l'œsophage

C'est là que s'amorce la digestion grâce aux **actions combinées de la mastication et de la salivation sur les aliments**. La nourriture mastiquée devient une masse molle et humide qui va être avalée avant de descendre, le long de l'œsophage, vers l'estomac.

L'estomac

Dans l'estomac, **la nourriture va être malaxée, broyée et mélangée à des sucs digestifs dont le rôle est de décomposer les aliments en nutriments** (les protéines, les lipides, les glucides), jusqu'à ce qu'ils soient suffisamment petits pour passer la barrière intestinale et être assimilés.

Le pancréas, le foie et la vésicule biliaire

Lorsqu'il détecte l'arrivée du bol alimentaire dans l'estomac, **le pancréas sécrète une substance riche en enzymes digestives** qui vont découper les molécules complexes de protéines, lipides et glucides en molécules plus simples, afin de permettre leur absorption au niveau intestinal.
Lorsqu'il repère dans le sang l'arrivée de sucre issu de la digestion des aliments, **il produit une hormone, l'insuline,** qui permet la distribution de ce sucre aux cellules qui en ont besoin.

Le foie est un organe important, il assure :
- **le stockage** des vitamines A, D, E et K ainsi que du sucre qu'il libère dès que l'organisme en ressent le besoin ;
- **la synthèse** du cholestérol, des triglycérides, de la majorité des protéines sanguines, des facteurs de coagulation et de la bile (stockée dans la vésicule biliaire) ;

- **la détoxification de l'organisme :** c'est le foie qui filtre le sang, neutralise et élimine les substances qui pourraient lui être toxiques telles que les globules rouges et les globules blancs vieillis, l'ammoniac, l'alcool, les médicaments, certaines bactéries, etc.

La substance résultant de la digestion va poursuivre son chemin et quitter l'estomac pour les intestins.

L'intestin grêle

Première étape : l'intestin grêle. C'est à ce niveau qu'a lieu **l'absorption intestinale, assimilation fondamentale des éléments constitutifs de notre organisme** :

- les sucres simples issus de la dégradation des sucres complexes ;

- les acides gras, le cholestérol, les triglycérides issus de la dégradation des lipides ;

- les acides aminés issus de la dégradation des protéines ;

- l'eau, les vitamines et les minéraux.

Les membranes de l'intestin sont en contact direct avec les vaisseaux sanguins. Quand on parle d'« absorption intestinale » ou « d'assimilation » des nutriments, il s'agit de leur passage dans la circulation sanguine grâce à laquelle ils sont transportés dans toutes les cellules de tous les organes de notre organisme.

Le gros intestin

Le dernier tronçon du tube digestif est composé du côlon, du rectum et de l'anus.
Les éléments nutritifs principaux ont été assimilés au niveau de l'intestin grêle. **La substance qui arrive dans le côlon est constituée des produits non digérés, ayant résisté à l'activité des sucs digestifs.** Dans nos intestins, on trouve des milliards de bactéries qui ont un rôle très important. Elles finalisent la digestion et produisent des composés essentiels à l'organisme, dont certaines vitamines. La dernière étape est la progression des matières fécales le long de l'intestin, du côlon au rectum et jusqu'à l'anus où elles sont évacuées.

Zoom sur les enzymes

J'expliquais précédemment que, pendant la digestion, notre pancréas sécrète des enzymes dont le rôle est essentiel dans le processus de digestion.

Les enzymes que le corps est capable de fabriquer

Les enzymes digestives, que l'on sécrète tout au long du tube digestif, de la bouche à l'intestin, permettent la digestion et l'assimilation des nutriments essentiels à la vie. Elles les décomposent en molécules plus petites, capables de passer la barrière intestinale, d'atteindre la circulation sanguine et de rejoindre ensuite les cellules.

Programme

Familles d'aliments	Aliments	Temps de digestion
Boissons	Eau	0
	Jus de fruits ou de légumes	15 minutes
	Smoothie de fruits ou de légumes	20 minutes
Fruits	Pastèque	20 minutes
	Melon	30 minutes
	Orange, pamplemousse, raisin	30 minutes
	Pomme, poire, pêche, cerise	40 minutes à 1 heure
Légumes	Crus	30 à 40 minutes
	Cuits	40 à 50 minutes
Féculents	Riz blanc, pâtes, blé, etc.	1 heure
	Courge, maïs, pomme de terre, patate douce, etc.	1 heure
	Céréales : avoine, millet, riz complet, sarrasin, etc.	1 h 30
	Légumineuses : lentilles, pois cassés, pois chiches, haricots rouges, flageolets, etc.	1 h 30
Graines oléagineuses	Noix, noisette, amande, etc.	2 à 3 heures
Produits laitiers	Lait, fromage, etc.	40 minutes à 2 heures
Viande/Poisson/Œuf	Jaune d'œuf	30 minutes
	Œuf entier	45 minutes
	Poisson semi-gras : cabillaud, sole, etc.	30 minutes
	Poisson gras : saumon, hareng, sardine, anchois, etc.	45 minutes à 1 heure
	Poulet sans la peau	1 à 2 heures
	Dinde sans la peau	1 à 2 heures
	Bœuf, agneau	3 à 4 heures
	Porc	4 à 5 heures

Les enzymes métaboliques entretiennent les cellules de chaque tissu des organes, et permettent qu'ils fonctionnent, sur le plan général, de manière satisfaisante.

Les enzymes que l'alimentation peut nous apporter

Les enzymes alimentaires, naturellement présentes dans certains aliments (crus, germés, fermentés) ou ajoutées à la fabrication, fournissent à l'organisme une source extérieure d'enzymes digestives. **Elles présentent l'intérêt de faciliter la digestion sans puiser dans nos propres enzymes.** Une alimentation de qualité, variée et équilibrée, riche en fruits et en légumes permet à notre corps de mieux fonctionner.

Cependant, ces enzymes sont sensibles, particulièrement à la chaleur. Elles sont détruites, pour la majorité d'entre elles, dès 45 °C. Pour les préserver, consommez les aliments plutôt crus (en salade ou en jus) que cuits, ou alors cuits à la vapeur douce (et non en Cocotte-Minute®).
Vous pouvez également trouver en pharmacies, parapharmacies et magasins spécialisés, des compléments alimentaires composés d'enzymes obtenues à partir de végétaux (ananas, papaye), d'animaux (porc) ou de fermentations microbiennes (champignons, levures, bactéries).

Un professionnel de la nutrition est en mesure de vous indiquer si votre alimentation est suffisamment riche en enzymes et, dans le cas contraire, si vous avez besoin d'un apport supplémentaire.

Les aliments à privilégier pour faire le plein d'enzymes

- **les légumes et les herbes aromatiques** : préférez-les crus, en salade ou en jus pour profiter de tous leurs bienfaits ;
- **les fruits** : l'avocat, la banane, la mangue ou encore la papaye. La bromélaïne de l'ananas facilite la digestion et possède des vertus anti-inflammatoires. La papaïne de la papaye aide à réduire la fièvre et à fluidifier le sang ;
- **les graines et les fruits oléagineux** : les noix, les noisettes, les amandes, les germes de céréales, les graines germées, les grains d'anis, de fenugrec, etc. ;
- **les aliments lactofermentés** : la choucroute, le kéfir, le miso, etc.

Quel est l'impact de la digestion sur la santé ?

Vous devez commencer à y voir un peu plus clair et à comprendre, j'espère, à quel point la digestion est un processus complexe essentiel au bon fonctionnement de notre organisme. Une bonne digestion va induire une absorption optimale de tout ce dont notre corps à besoin (les nutriments, les micronutriments, les vitamines, les minéraux, les oligoéléments) et l'assurance d'apports énergétiques adaptés, pour être en forme ainsi qu'en bonne santé à court, moyen et long terme.

Le ventre, notre deuxième cerveau ?

Depuis quelques temps, **le ventre est qualifié de « deuxième cerveau »**. En effet, le tube digestif est l'un des organes les plus innervés de notre organisme. **Comme notre cerveau, il contient des millions de neurones**. L'ensemble de ces neurones (ceux du tube digestif et ceux du cerveau) communiquent en permanence, permettant notamment la mise en place des mécanismes de digestion. **Des connexions ayant un impact sur les intestins se font en permanence entre le cerveau et les émotions, dont l'anxiété.** On comprend ainsi pourquoi on peut avoir mal au ventre lorsque l'on est énervé, angoissé, stressé. Les chercheurs commencent seulement à décrypter ces échanges ! Ce n'est pas psychosomatique, comme certains tendent à le penser.

La découverte de ce lien étroit **permet de comprendre certains troubles, notamment digestifs**, chez des individus dont les centres nerveux sont particulièrement sensibles. **Elle ouvre également d'immenses espoirs thérapeutiques.** Des maladies neurodégénératives comme la maladie de Parkinson pourraient trouver leur origine dans notre ventre. Elles commenceraient par s'attaquer aux neurones de notre intestin ce qui pourrait, si cette hypothèse est confirmée, déboucher sur un dépistage plus précoce.

Parmi les données auxquelles on s'intéresse actuellement, il y a également le fait que **notre deuxième cerveau abrite un nombre impressionnant de bactéries**, plus de 100 000 milliards de micro-organismes. Les connaissances autour de cette flore intestinale ont considérablement évolué ces dix dernières années. **Ce que l'on appelle aujourd'hui le « microbiote intestinal »** fait l'objet de nombreux programmes de recherche. Impliqué dans des mécanismes physiologiques, immunitaires, digestifs, on connaît son rôle essentiel pour notre bien-être et notre santé ainsi que l'importance de le préserver.

L'écosystème intestinal, une question d'équilibre

L'intestin n'est donc pas qu'un tube ! Il contient plus de 100 millions de neurones, sécrète près de 20 neurotransmetteurs identiques à ceux produits par le cerveau,

fabrique 70 à 80 % des cellules immunitaires de notre organisme et abrite des milliards de bactéries.
L'équilibre de cet écosystème est essentiel à un état de santé et de bien-être optimal.

Cela fait une petite vingtaine d'années que l'on a découvert **cette notion d'« écosystème intestinal** » et que l'on réalise son importance : en plus de ses fonctions de digestion et d'assimilation, l'écosystème intestinal a un rôle de défense contre les agressions extérieures. Des déséquilibres peuvent survenir et conduire à des maladies diverses et variées, considérées, pour la plupart, comme des maladies de civilisation. Nous avons donc besoin d'un écosystème intestinal en bonne santé pour être en bonne santé !

Lumière sur le microbiote intestinal

La présence de micro-organismes dans l'intestin est connue depuis près d'un siècle. On avait bien imaginé qu'il existait une **symbiose entre cette flore et notre corps,** mais les scientifiques ne disposaient pas de moyens techniques suffisants pour l'étudier en détail. Aujourd'hui, les techniques ont évolué et on observe un **réel engouement de la recherche pour décrire et comprendre ces interactions** et leur incidence en matière de santé.

Dans tout le tube digestif on trouve des bactéries, principalement dans l'intestin grêle et le côlon, l'acidité gastrique rendant la paroi de l'estomac quasi stérile. Tous les micro-organismes de cette flore vivent en équilibre dès les premiers mois de la vie. Sous l'influence de la diversification alimentaire, de la génétique, des traitements médicaux et de l'environnement, la composition de la flore intestinale va évoluer pendant des années. À l'âge adulte, la composition de cette flore, propre à chaque individu, reste assez stable, avec des espèces abondantes et d'autres plus rares.

Qu'est-ce que le microbiote ?

**Le terme « microbiote » désigne l'ensemble des micro-organismes (bactéries, virus, parasites, champignons, levures, moisissures, etc.) vivant dans un environnement spécifique, animal ou végétal.
Nous sommes en contact permanent avec des micro-organismes : le sol, l'eau, l'air, les surfaces que nous touchons en contiennent un nombre impressionnant.
Dans notre organisme, la bouche, la peau, les parties génitales abritent leur propre microbiote.
Le microbiote intestinal est le plus important d'entre eux, avec 1 014 micro-organismes – 10 fois plus que nos cellules – représentant un poids de près de 2 kilos.**

Tous ces micro-organismes jouent un rôle essentiel dans la digestion :

- ils facilitent l'assimilation des nutriments ;
- ils assurent la fermentation des fibres non digestibles de notre alimentation, dont ils se nourrissent ;
- ils contribuent à la fabrication de certaines vitamines (K, B12, B8) ;
- ils régulent l'absorption des acides gras, du fer, du magnésium, du calcium, etc.

Le microbiote intestinal est par ailleurs garant de **l'intégrité de la muqueuse intestinale,** qui se trouve être la clé de l'absorption et de l'immunité.

La muqueuse intestinale et le système immunitaire exercent une fonction de sélection entre les mauvaises et les bonnes bactéries. Dès les premières années de vie, le microbiote est indispensable pour que notre système immunitaire intestinal apprenne à distinguer les espèces bactériennes amies des espèces ennemies, et à tolérer les aliments que nous mangeons.

Si le microbiote est équilibré, il permet à notre corps de se défendre contre les maladies infectieuses, les inflammations, les allergies, etc. **Toutefois, le stress, les mauvaises habitudes alimentaires, les carences et la prise de médicaments peuvent engendrer des déséquilibres.** La digestion est alors perturbée : l'organisme produit des toxines qui affaiblissent le système immunitaire et la muqueuse intestinale devient perméable à de nombreuses substances indésirables qui peuvent provoquer le développement d'intolérances alimentaires ou de maladies.
Plusieurs facteurs peuvent donc être à l'origine de modifications et de déséquilibres du microbiote, parmi eux :

- **les antibiotiques :** ils sont particulièrement agressifs pour la flore intestinale, détruisant une partie des bonnes bactéries et laissant la possibilité aux mauvaises de se développer. Les laxatifs, les anti-inflammatoires non stéroïdiens, les traitements hormonaux et les contraceptifs peuvent également altérer le microbiote. L'apparition de troubles gastro-intestinaux au cours d'un traitement médicamenteux est souvent liée à un déséquilibre du microbiote ;

- **l'alimentation** conditionne également la composition et l'état du microbiote intestinal. L'alimentation occidentale moderne est trop souvent constituée d'aliments à calories vides tels que les sodas, les sucreries ou les céréales raffinées (pain blanc, riz blanc, pâtes blanches, etc.). Ceux-ci sont dépourvus de fibres, de vitamines et de minéraux nécessaires à leur digestion. Ce genre d'alimentation est également trop riche en matières grasses d'origine animale (que l'on trouve notamment dans la viande, les charcuteries, les fromages) qui favorisent la prolifération et l'activité de nombreuses espèces bactériennes pathogènes.

De manière générale, une alimentation qui ne contient pas assez de légumes ni de fruits et qui est trop riche en aliments transformés, en plats industriels, en céréales raffinées, en sucres, en viande et en charcuterie, est préjudiciable à l'équilibre du microbiote et à l'intégrité de l'intestin, et donc à la santé.

Points de repère

Voici des indications concernant ce qu'il faut apporter à l'organisme.

• **Les apports en énergie**

Ils devraient être en moyenne de 2 500 kcal/jour pour un homme de taille et de poids moyens, et de 2 000 à 2 200 kcal /jour pour une femme.

• **Les apports en nutriments**

Ils devraient représenter, en % des apports énergétiques totaux :

- 11 à 15 % pour les protéines ;
- 35 à 40 % pour les lipides ;
- 50 % pour les glucides.

Ce sont les aliments, par les nutriments qu'ils contiennent, qui nous apportent cette énergie :

1 g de protéines => 4 kcal
1 g de glucides => 4 kcal
1 g de lipides => 9 kcal

À retenir

Une alimentation variée, composée de produits locaux, de saison et de qualité, est essentielle pour le bien-être et la santé du corps. Néanmoins, vous n'en tirerez pas tous les bienfaits si votre digestion est perturbée.
Un système digestif en bonne santé, c'est une assimilation optimisée des nutriments et des micronutriments, une élimination facilitée des toxines, le maintien d'un capital enzymatique et d'un écosystème intestinal équilibrés.
Cependant, les mécanismes de la digestion sont complexes et les troubles digestifs très fréquents (quelles qu'en soient les raisons qui ne sont d'ailleurs pas toujours faciles à identifier). Vous trouverez dans cet ouvrage des conseils nutritionnels pour vous aider à bien digérer, prévenir et gérer les troubles les plus fréquemment rencontrés en cabinet, ainsi que des recettes spécialement adaptées.

Les principes d'une alimentation santé

Adopter un modèle d'alimentation santé, c'est faire **le choix d'une alimentation équilibrée, variée et diversifiée, avec des produits de saison et de qualité.** C'est aussi être attentif aux modes de production et de fabrication de ce que vous achetez, aux modes de conservation et de cuisson conseillés, aux fréquences de consommation et aux quantités recommandées… La finalité : que manger soit synonyme de bien-être, de santé mais aussi de plaisir et de convivialité !

L'intérêt d'une telle alimentation est d'apporter à l'organisme, sur les plans quantitatif et qualitatif, tous les éléments énergétiques, nutritionnels et micronutritionnels dont il a besoin pour fonctionner. De fait, cela permet de mettre toutes les chances de son côté pour rester longtemps en forme et en bonne santé.

Attention ! Nous n'avons pas tous les mêmes besoins. Ce sont notre sexe, notre âge, notre taille, notre poids et notre activité physique qui déterminent la quantité d'énergie, de protéines, de lipides, de glucides, de vitamines et de minéraux dont notre corps à besoin au quotidien.

Notre alimentation doit être adaptée à ce que l'on est et à ce que l'on fait afin d'éviter les carences et les excès nuisibles à l'organisme en termes de poids et de santé.

La composition des aliments

Les aliments sont constitués d'éléments qui fournissent à notre organisme de quoi se construire et se renouveler, mais aussi de quoi fonctionner afin d'assurer au quotidien ses fonctions vitales et nos activités.

- **Des macronutriments caloriques**
  Des protéines d'origine animale et d'origine végétale.
  Des lipides
  acides gras saturés et cholestérol,
  acides gras insaturés (oméga-3, 6, 9).
  Des glucides complexes ou simples.
- **Des micronutriments non caloriques**
  Des vitamines : A, D, E, K, C et du groupe B.
  Des minéraux : le sodium, le potassium, le calcium, le phosphore, le magnésium, etc..
  Des oligoéléments : le fer, le cuivre, le zinc, le chrome, le fluor, etc.
- **Des fibres solubles et insolubles**
- **De l'eau**

Les apports des macronutriments

Une source d'énergie

Les protéines, les lipides et les glucides contenus dans les aliments constituent pour l'organisme une source d'énergie. Ils lui procurent des calories qu'il va utiliser afin d'assurer ses fonctions vitales et quotidiennes. L'idéal est d'en apporter suffisamment mais pas trop !

Le maintien d'un poids de forme

Si votre alimentation est trop calorique, l'énergie excédentaire sera mise en réserve, stockée sous forme de graisses, et vous prendrez du poids. À l'inverse, si votre alimentation n'est pas suffisamment calorique, le corps ira puiser l'énergie qui lui manque dans ses réserves et vous perdrez du poids. Vous comprenez ainsi pourquoi aucun aliment ne fait grossir ou maigrir, ce qui compte c'est la notion d'équilibre entre les apports et les besoins.

Au-delà de leur fonction énergétique, ces macronutriments ont, selon leur nature, des rôles bien définis dans l'organisme.

Les protéines dans l'organisme et dans l'alimentation

- Les protéines sont les éléments bâtisseurs de notre organisme : elles assurent, entre autres, le renouvellement de nos muscles, de notre peau, de nos ongles, de nos cheveux.
- Les protéines sont de grosses molécules, composées d'un assemblage de molécules plus petites, les acides aminés. Il existe une vingtaine d'acides aminés. Le corps sait en synthétiser onze, les neuf autres, dits « essentiels », doivent impérativement être apportés par l'alimentation. Ainsi, la composition en acides aminés des aliments protéiques de notre alimentation est un facteur important de qualité nutritionnelle.

On trouve des protéines principalement dans les aliments **d'origine animale :** dans la viande, le poisson, les œufs, le lait et les produits laitiers. Ce sont des protéines complètes, riches en acides aminés essentiels et bien assimilées, contrairement aux protéines végétales. Par contre, les aliments d'origine animale contiennent aussi beaucoup de lipides et sont donc vite caloriques. Pour votre santé, **évitez d'abuser des aliments d'origine animale,** d'autant que les lipides qu'ils contiennent sont néfastes sur le plan cardio-vasculaire mais aussi pour la santé de la planète. Une alimentation saine doit également prendre en compte l'aspect environnemental et l'engagement responsable.

On trouve également des protéines dans certains aliments **d'origine végétale :** les céréales, les légumineuses et les graines oléagineuses. Elles sont moins riches en acides aminés essentiels que les protéines animales, voire déficitaires pour certaines : les céréales sont pauvres en lysine, les légumineuses le sont en acides aminés soufrés, exception faite du soja et de ses dérivés dont les protéines sont particulièrement équilibrées en acides aminés.

Pour une alimentation de meilleure qualité, associez au sein d'un même repas des légumineuses (lentilles, fèves, pois, etc.) et des céréales (riz, blé, maïs, etc.) car elles n'ont pas les mêmes déficits en acides aminés essentiels. Par conséquent, elles se complètent. Vous pouvez mélanger, par exemple, comme dans certains pays, la semoule et les pois chiches, le riz et le soja, le riz et les lentilles, le maïs et les haricots rouges.

• Les lipides dans l'organisme et dans l'alimentation

Les lipides, ce sont les matières grasses. Principale source d'énergie de notre organisme, ils contribuent à la régulation de notre température corporelle, participent à la structure de nos cellules, à la fabrication de certaines hormones et à l'assimilation de certaines vitamines.

On trouve différentes sortes de lipides dans nos aliments. Leur rôle dépend de leur nature.

Les acides gras saturés, appelés « mauvais gras », sont associés, s'ils sont consommés en excès, à une augmentation du taux de cholestérol et du risque de maladies cardiovasculaires. On les trouve dans les aliments d'origine animale comme le beurre, la crème, le saindoux, les charcuteries, les fromages, les viandes… mais aussi dans les huiles de palme et de noix de coco. **Ce sont des aliments dont il ne faut pas abuser.**

Les acides gras insaturés, « les bons gras » (dont les fameux oméga-3, 6, 9), sont à l'inverse associés à une diminution du risque de maladies cardio-vasculaires. On les trouve dans les aliments gras d'origine végétale comme les huiles végétales, l'avocat, les fruits oléagineux (noix, noisettes, amandes, etc.) et les graines oléagineuses (tournesol, sésame, lin, etc.), mais aussi dans les poissons gras (thon, saumon, sardine, hareng, anchois, etc.). Ce sont des aliments dont la **consommation est vivement recommandée.**

Quant aux acides gras trans, ils proviennent de la transformation industrielle d'acides gras insaturés (liquides) en acides gras saturés (solides) pour modifier la structure des aliments qui les contiennent. C'est un procédé industriel qui permet de texturer certains produits comme les biscuits, les crèmes glacées, les fritures. Évitez autant que possible les aliments qui en contiennent, car consommés en excès ils sont notamment associés à une **augmentation du risque cardio-vasculaire.**

Le cholestérol assure de nombreuses fonctions essentielles dans l'organisme. C'est un des constituants des membranes de nos cellules et le précurseur des hormones sexuelles, des corticoïdes, de la bile et de la vitamine D. Il provient à 30 % de notre alimentation, le reste étant fabriqué par notre corps. On trouve du cholestérol dans les aliments d'origine animale uniquement : la cervelle, les abats, le foie, le beurre, la crème fraîche, la charcuterie, les fromages et les viandes.

En consommateur averti, n'hésitez pas à lire la composition des produits que vous achetez. Évitez ceux qui contiennent trop d'acides gras saturés, de l'huile de palme ou des acides gras trans. Pour la plupart, ils sont mentionnés sur les paquets des aliments.

• Les glucides dans l'organisme et dans l'alimentation

Les glucides, ce sont les sucres. Ils constituent le carburant de notre organisme. Leur rôle principal est de fournir de l'énergie au cerveau, aux muscles et à tous les organes. Ils ont également, comme les protéines et les lipides, un rôle structurant, puisqu'ils entrent dans la composition des membranes de nos cellules.

On distingue **les sucres simples** – le glucose, le lactose (sucre du lait), le fructose (sucre des fruits), le saccharose (sucre « de table ») – et **les sucres complexes** – l'amidon (sucre des féculents) et les sucres non assimilables (les fibres).

On a longtemps pensé que les sucres simples étaient les sucres rapides, et que les sucres complexes étaient les sucres lents. Les sucres simples étant de toutes petites molécules, on imaginait qu'elles étaient plus rapidement assimilées que les sucres complexes, formés de molécules plus longues, et que, par conséquent, la vitesse de passage du sucre dans le sang dépendait directement de la taille de la molécule.

Cela n'est pas tout à fait le cas, la notion ayant été actualisée et baptisée « index glycémique » (IG).

Il est vrai que la digestion des molécules complexes prend plus de temps. Toutefois, des facteurs autres que la taille et la complexité de la molécule influencent la vitesse d'assimilation, le fameux index glycémique :

- **la taille de l'aliment,** car plus il est découpé, plus son IG est élevé (purée, compote ou jus, par exemple) ;
- **le mode de préparation et de cuisson,** car plus il est cuit, plus son IG est élevé ;
- **la présence ou non de fibres,** car plus un aliment est raffiné, donc dépourvu de fibres, plus son IG est élevé (pain, pâtes, riz blancs, etc.)

Privilégiez des aliments à IG bas ou modéré, comme les fruits et les légumes (plutôt crus et entiers si votre tolérance digestive vous le permet), les céréales complètes ou semi-complètes (en particulier le quinoa et

L'INDEX GLYCÉMIQUE, OU IG

C'est un indice qui correspond à la capacité d'un aliment à élever la glycémie, le taux de sucre sanguin. Plus le sucre contenu dans un aliment passe vite dans le sang plus l'IG de cet aliment est élevé, et inversement.

Les variations de glycémie peuvent avoir un impact en termes de forme et de santé. Ce qu'il faut retenir, c'est que la consommation d'aliments à IG bas permet à l'organisme d'avoir un apport de sucre continu et régulier, ainsi qu'une glycémie stable. À l'inverse, des variations brutales de glycémie, induites par la consommation d'aliments à IG élevé, vont entraîner de la fatigue intellectuelle et physique, des baisses de forme ainsi que le fameux « coup de barre de 11 heures ».

le sarrasin), ainsi que les patates douces et les légumineuses (selon la tolérance de chacun).

Les apports des micronutriments

Les micronutriments sont **les vitamines, les minéraux et les oligoéléments** contenus dans les aliments. Ils sont essentiels à la transformation, à l'assimilation et à l'utilisation des macronutriments. Ils n'apportent ni énergie, ni calorie, mais **n'en demeurent pas moins indispensables au bon fonctionnement de notre corps**.

Ils doivent impérativement être apportés par l'alimentation car, à quelques exceptions près, notre organisme n'est pas capable de les fabriquer. Or, notre alimentation moderne est de plus en plus pauvre en micronutriments. L'agriculture intensive est responsable d'un appauvrissement des sols en nutriments, les additifs et les polluants réduisent les taux d'antioxydants et certaines techniques de fabrication, de cuisson et de conservation détruisent une grande partie des vitamines et des minéraux naturellement présents dans les produits alimentaires.

Les micronutriments sont fragiles, sensibles à l'air, à la chaleur et à la lumière, notamment. Il est donc important de :

- choisir des aliments naturellement riches en micronutriments ;
- faire attention à la manière dont ils ont été produits ;
- choisir des produits pas ou très peu transformés ;
- les conserver et les préparer de manière à ce qu'ils gardent tous leurs bienfaits.

• Les vitamines

Il en existe une dizaine parmi lesquelles la vitamine C et les vitamines du groupe B, que l'on trouve principalement dans les fruits et les légumes ; les vitamines A, D, E et K, que l'on trouve principalement dans les aliments riches en lipides : les poissons gras, les produits laitiers et les huiles végétales.

• Les minéraux et les oligoéléments

Les minéraux : le calcium, le magnésium, le potassium, le phosphore, le soufre, le sodium et le chlore.

Les oligoéléments : le fer, le zinc, le cuivre, le fluor, l'iode, le chrome et le sélénium. Ils ont chacun des rôles essentiels et bien définis. Certains sont impliqués dans le fonctionnement des hormones, des enzymes, du système nerveux ; d'autres contribuent à la solidité des os et des dents, au maintien des contractions musculaires, du rythme cardiaque et au transport de l'oxygène dans le sang.

Comme pour les nutriments, ce sont des facteurs liés au sexe, à l'âge, au poids et à la taille qui déterminent nos besoins quotidiens en micronutriments… Il est important de garder à l'esprit que des facteurs environnementaux comme le stress, le tabagisme, la pollution, le manque de soleil, la prise de médicaments ou de traitements hormonaux peuvent augmenter ces besoins.

De fait, les carences en micronutriments sont fréquentes et peuvent entraîner de nombreux troubles : des fragilités osseuses ou des tendons, des problèmes digestifs, de sommeil, de mémoire, de la fatigue, de l'irritabilité, des problèmes de peau, de cheveux, d'ongles, etc.

• **Les fibres**

Nous l'avons vu précédemment, les fibres sont des sucres non digestibles et non assimilables que l'on trouve dans les végétaux : dans l'écorce des grains de céréales, dans les fruits oléagineux, dans la chair et la peau des fruits et des légumes. Il existe deux sortes de fibres, les fibres solubles et les fibres insolubles, qui n'ont pas les mêmes propriétés.

Les fibres insolubles sont comme des petites éponges. En se gorgeant d'eau, elles augmentent le volume des selles, stimulant ainsi le transit intestinal.

Elles présentent cet intérêt de **réguler le transit** et de favoriser un fonctionnement optimal du système digestif. Cependant, consommées de manière excessive, elles peuvent irriter les parois intestinales et provoquer des diarrhées. Évitez d'augmenter votre consommation d'aliments riches en fibres insolubles de manière trop brutale, afin de laisser à votre système digestif le temps de s'y habituer.

Les fibres solubles sont plus douces, moins irritantes pour le tube digestif. Grâce au gel qu'elles forment au contact de l'eau, elles

Aliments riches en fibres solubles	Aliments riches en fibres insolubles
Légumes de préférence cuits, pelés, épépinés Entiers, en jus ou en smoothie. Carotte, courgette, courge, asperge, pomme de terre sans la peau, patate douce, betterave, haricots verts extra-fins	**Légumes, crus, avec la peau** Pomme de terre avec la peau, chou de Bruxelles, navet, brocoli, pois
Les fruits cuits, pelés, épépinés Entiers, en jus ou en smoothie. Orange, pamplemousse, pêche, nectarine	**Les fruits** Poire, pomme, framboise, papaye, fruits séchés (pruneaux, figues, dattes)
Les céréales Le pain de seigle Le pain de son d'avoine, les céréales d'avoine, la farine d'avoine L'orge, la farine d'orge, les céréales d'orge Le sarrasin	**Les céréales** Le blé entier, le son de blé, le pain au blé entier Le pain aux graines, le pain aux graines de lin Les pâtes au blé entier Le boulgour Le maïs entier L'épeautre Les céréales aux graines, les céréales type All-Bran®
	Les graines de lin
	Les légumineuses Lentilles, haricots rouges, pois, pois chiches

diminuent l'absorption des graisses et la vitesse d'assimilation des sucres dans le sang, et réduisent les inconforts digestifs tout en favorisant la satiété.
Certaines de ces fibres sont « prébiotiques », c'est-à-dire qu'elles fermentent dans l'intestin, nourrissent le microbiote et contribuent à l'équilibre de l'écosystème intestinal dont on a vu les bienfaits.
Une fois de plus, tout est question d'équilibre et de diversité : des excès peuvent conduire à des troubles du transit de type ballonnements et flatulences.

Les fibres solubles et insolubles sont très importantes pour notre santé et ont un **rôle essentiel dans la digestion**. Elles contribuent à la régulation du transit et à **l'équilibre du microbiote intestinal**, elles diminuent l'absorption des matières grasses et des sucres et contribuent, de ce fait, à la prévention du diabète et des maladies cardio-vasculaires.

Les aliments et leurs vertus

Sur le plan nutritionnel, les aliments peuvent être classés en catégories selon le nutriment dont ils sont majoritairement constitués. Il est important de puiser dans ces catégories quotidiennement pour couvrir vos besoins, l'aliment idéal qui contiendrait tous les macro et micronutriments en quantité optimale n'existant pas.

Ainsi, diversifier son alimentation c'est consommer au quotidien des aliments de chaque famille. Varier son alimentation, c'est consommer des aliments différents au sein d'une même famille.

Les familles alimentaires

• Les féculents et les légumes secs
Ils apportent des glucides à assimilation lente, des fibres solubles et insolubles, du calcium, du magnésium et des vitamines du groupe B.

• Les fruits et les légumes frais
Ils apportent de l'eau, des fibres solubles et insolubles, des vitamines (notamment la vitamine C), des antioxydants, des minéraux et des oligoéléments.

• La viande, le poisson et les œufs
Ils apportent des protéines de bonne qualité, du fer, des oméga-3 et des vitamines A et D, pour les poissons gras.

• Les produits laitiers
Ils apportent des protéines de bonne qualité, du calcium, des vitamines A et D.

• Les matières grasses
Elles apportent de la vitamine A et de la vitamine D, de la vitamine E, des acides gras – insaturés pour les matières grasses d'origine végétale – et de l'onctuosité à vos plats !

• Les produits sucrés
Ils apportent des glucides à assimilation rapide et du plaisir !

Les grands principes

Tous les conseils qui suivent ne doivent pas être vécus comme des contraintes ! Il s'agit d'adopter une attitude positive, des comportements sains, d'intégrer le fait qu'on peut, avec une alimentation adaptée, se faire plaisir, être en pleine forme et en meilleure santé.

Les végétaux, la base de l'alimentation santé

Les multiples bienfaits des légumes et des fruits sont liés à leur faible valeur énergétique, à leur richesse en fibres, en vitamines, en minéraux et autres micronutriments indispensables au bon fonctionnement de notre organisme. C'est le cas des antioxydants (les vitamines C et E, les caroténoïdes et les polyphénols) dont les légumes et les fruits constituent l'une des principales sources alimentaires. Pour faire le plein de tous ces éléments, vous devez **consommer des légumes à chacun des deux principaux repas.** Il est important qu'ils représentent, en volume, au moins la moitié de votre assiette (environ 500 g par jour au minimum). Choisissez-les de saison, cueillis à maturité, issus de productions locales et respectueuses de l'environnement. Pensez à les varier et à les associer afin de profiter des bienfaits de chacune des nombreuses variétés. Pour élargir le champ des possibles, redécouvrez les légumes oubliés : blette, panais, radis noir, rutabaga, topinambour, etc.

Enfin, il est préférable de les cuire à la vapeur plutôt qu'à l'eau afin de conserver leurs effets antioxydants et d'éviter les pertes de minéraux dans l'eau de cuisson, sauf si vous consommez le bouillon.

Selon votre sensibilité digestive, certains légumes et modes de consommation vous conviendront plus ou moins. J'y reviendrai plus loin.

Des fruits tous les jours

Comme les légumes, ils apportent des fibres, des vitamines, des minéraux et des antioxydants. Ils sont plus sucrés cependant. L'idéal est de pouvoir en manger au moins un par jour, jusqu'à deux ou trois. Choisissez-les frais, de saison ou bien surgelés, et bio de préférence, surtout si vous consommez la peau dans laquelle se trouve une grande partie des micronutriments et des antioxydants. Comme pour les légumes, selon votre sensibilité digestive, certains fruits et modes de consommation vous conviendront plus ou moins.

Des féculents complets plutôt que raffinés

Les produits raffinés apportent ce que l'on appelle des « calories vides », c'est-à-dire non associées à des micronutriments. Les produits complets ou demi-complets, quant à eux, sont plus riches en micronutriments. Choisissez donc des pains complets, aux céréales ou encore au levain, ainsi que des produits fabriqués avec des farines complètes ou demi-complètes variées (seigle, châtaigne, sarrasin, millet, etc.), si votre tolérance digestive vous le permet.

Des légumes secs plusieurs fois par semaine

Redécouvrez le plaisir de cuisiner et de consommer des légumes secs au moins une fois par semaine. Ils contiennent des protéines végétales, des fibres, des glucides à assimilation progressive et constituent une source précieuse de micronutriments. Si leur consommation vous procure des désagréments digestifs, essayez de les consommer sous forme de purées, de soupes et autres recettes mijotées.

Les bons gras

Utilisez des matières grasses végétales (huiles), plutôt que des matières grasses d'origine animale (beurre, crème fraîche, etc.). En effet, elles sont plus intéressantes et bénéfiques sur le plan nutritionnel, et bien plus digestes.

Privilégiez particulièrement des huiles riches en acides gras oméga-3 comme l'huile de colza ou un mélange olive-colza que vous pouvez utiliser en assaisonnement ou en cuisson à moins de 180 °C, contrairement à ce que l'on peut lire parfois. Les huiles de noix, de cameline, de lin sont également sources d'oméga-3. Préférez donc ces huiles à celles de tournesol, de maïs, de pépins de raisin, etc. Regardez les étiquettes des produits que vous achetez, notamment ceux d'origine animale (œufs, volaille, produits laitiers...), et sélectionnez ceux issus de filières assurant que les animaux ont été nourris avec une alimentation traditionnelle, diversifiée et de qualité à base d'herbe, de luzerne, de lin, donc naturellement source d'oméga-3.

Des graines oléagineuses et des graines germées

Les amandes, les noisettes, les noix de Grenoble, les noix de cajou, les noix du Brésil ont de nombreux bienfaits pour la santé. Ces graines oléagineuses sont riches en acides gras essentiels, en minéraux (magnésium), en oligoéléments et en antioxydants. Consommez-les nature, crues, sans ajout d'huile ni de sel.

Les graines de lin, de sésame, de fenouil, de courge, de tournesol, de chia et les graines germées (de blé, de luzerne, d'alfalfa) ont également de nombreuses vertus, notamment digestives, anti-inflammatoires et antioxydantes.

Du poisson gras deux fois par semaine

Mangez du thon, du saumon, des petits poissons des mers froides tels que la sardine, le maquereau ou le hareng, pour leur teneur en oméga-3 et en vitamine D.

Vous pouvez les choisir frais, surgelés et même en conserve, mais ne négligez pas la qualité et préférez des poissons issus de la pêche durable pour un meilleur rapport bénéfice/risque.

Une consommation de viande limitée

L'alimentation occidentale moderne est trop riche en matières grasses d'origine animale. Essayez, chaque semaine, une journée sans viande et, les autres jours, privilégiez la volaille et évitez de manger plus de 500 g de viande rouge.

Des produits laitiers que vous aimez et tolérez

Parce qu'ils constituent la principale source de calcium de notre alimentation et contiennent des protéines de bonne qualité, les produits

laitiers sont importants à tous les âges de la vie. L'idéal serait d'en consommer 1 à 2 fois par jour. Si vous souffrez d'intolérance au lactose ou pensez mal le digérer, préférez les fromages et les laits fermentés (les yaourts), vous les supporterez mieux que le lait. Si vous aimez et tolérez le lait, ne vous privez pas et choisissez-le de préférence écrémé ou demi-écrémé, pour éviter un apport trop important en acides gras saturés.
Les fromages présentent les mêmes qualités nutritionnelles que les laits frais ou fermentés, mais ils sont aussi plus salés. Pour éviter une surconsommation de sel et de matières grasses de mauvaise qualité, il ne faut pas en abuser. Tout est question de modération. Les fromages de chèvre et de brebis sont les plus riches en oméga-3.

De l'eau en quantité suffisante tout au long de la journée

L'eau est la boisson essentielle à l'hydratation de l'organisme. Alors n'oubliez pas de boire, et ce, même avant d'avoir soif, pour éviter la déshydratation, réduire la fatigue et les risques d'infections urinaires. Pensez à de l'eau fraîche avec une rondelle de citron, du thé vert, du thé rouge, du thé noir, des tisanes ou des infusions de plantes aromatiques.

D'autres boissons présentent des bénéfices pour la santé tant qu'elles sont consommées de manière raisonnable. Les jus de fruits frais et les smoothies sont une excellente source de vitamines mais aussi de sucres rapides. Ils moins riches en fibres que les fruits : ils ne vous « caleront » donc pas autant et seront assimilés plus vite ; 1 verre de jus = 3 portions de fruits. Choisissez-les sans sucres ajoutés, sans colorants artificiels ni conservateurs.
Enfin, évitez autant que possible les boissons énergisantes, les sodas et les sirops qui sont sources de calories vides.

Des notions de chronobiologie nutritionnelle

L'idée est de commencer la journée par un bon petit déjeuner et de la terminer par un dîner léger. Un petit déjeuner santé est un repas constitué d'une boisson chaude pour se réhydrater, d'un produit céréalier, de préférence complet, pour tenir toute la matinée, d'aliments sources de protéines végétales et/ou animales pour stimuler la production de dopamine cérébrale, synonyme de motivation, de bien-être et de vitalité.
Le déjeuner doit être suffisant pour éviter faim, coup de fatigue et envie de grignoter dans la journée, mais pas trop riche pour éviter de se sentir lourd et de somnoler après. Le dîner est léger, pour une meilleure digestion et un sommeil de meilleure qualité. Pour rappel, ces deux éléments sont essentiels au bien-être et à la santé.

Du sel en quantité limitée, des épices, des herbes et des aromates en priorité

Le sel est un agent de conservation et un exhausteur de goût, il est donc utilisé en grande quantité dans l'industrie agroalimentaire (plats préparés, conserves, soupes, biscuits, viennoiseries, sauces, pains, fromages, charcuteries, etc.). Notre alimentation est donc déjà suffisamment riche en sel « caché » pour ne pas en ajouter ! À la place, utilisez davantage d'épices, d'herbes et d'aromates. Riches en polyphénols antioxydants et anti-inflammatoires, ils possèdent d'incroyables vertus. Au-delà de leur intérêt santé, ils apportent aux plats de la couleur, de la saveur, de l'originalité. Curry, curcuma, gingembre, coriandre, ail, oignon, sarriette, romarin, safran, cannelle, muscade, laurier, sauge et thym seront donc les bienvenus dans votre assiette.

FAUT-IL EXCLURE DES ALIMENTS ?

Dans la presse, sur Internet et à la télévision, on lit et on entend beaucoup de choses relatives à l'alimentation et à la digestion… Souvent il n'y a aucune justification médicale. Les avis exposés sont contradictoires, pseudo scientifiques, pas ou mal documentés. On ne sait plus à quel saint se vouer, on s'interroge... Face à cette médiatisation, les personnes qui mettent en place seules des régimes d'exclusion, avec le risque de déséquilibrer leur alimentation et de créer de véritables carences, sont de plus en plus nombreuses.

Les motivations sont louables : rester en bonne santé, garder ou retrouver la ligne, être plus en forme, mieux dans son corps, dans sa tête, dans sa vie… Mais ce n'est pas une raison pour suivre n'importe quel régime, le dernier à la mode ou celui de sa copine ! L'idée est vraiment de comprendre que **tout est une question de variété et d'équilibre**. De manière générale, ce qui est préjudiciable, ce sont les excès.

À RETENIR

Vous l'aurez compris, une alimentation équilibrée, variée et de qualité est la clé pour un état de bien-être, de forme et de bonne santé optimal. L'idée est de piocher tous les jours dans les différentes familles d'aliment et de varier le plus possible les produits au sein d'une même famille pour profiter de la complémentarité de leurs bienfaits. Ainsi votre organisme obtient, au quotidien, toute l'énergie, les nutriments et les micronutriments dont il a besoin. En pratique, consommez le plus possible d'aliments naturels et non transformés. Privilégiez les produits végétaux, notamment ceux qui sont riches en vitamines et en minéraux : les fruits, les légumes, les légumes secs, les céréales et les graines. Choisissez, si vous les tolérez, des aliments complets et demi-complets plutôt que des produits raffinés. Favorisez les huiles végétales, particulièrement l'huile de colza, et soyez attentifs aux filières de production en privilégiant les produits issus de l'agriculture durable, biologique et/ou riches en oméga-3.

Ces dernières années, je reçois de plus en plus de personnes qui souffrent de problèmes digestifs. Elles cherchent à établir des liens entre leur alimentation et leurs symptômes. Elles demandent des régimes très restrictifs en espérant y trouver la solution à leurs maux. Mon objectif est que vous compreniez, tout comme mes patients, à quel point **la digestion est un mécanisme complexe** et que les troubles associés sont personnels et multifactoriels. Dans tous les cas, il n'y a aucune raison valable, sauf si vous souffrez d'une maladie nécessitant un régime particulier ou d'une allergie diagnostiquée, d'exclure définitivement de vos assiettes un ou plusieurs types d'aliments.

Vous devez garder à l'esprit que de nombreux facteurs peuvent expliquer l'apparition de troubles digestifs : le stress, des troubles du sommeil, un mode de vie sédentaire, des horaires irréguliers. Il est important de les prendre en considération. L'essentiel est de trouver une manière d'améliorer votre bien-être au quotidien tout en conservant les principes d'une alimentation santé.
L'idée de cet ouvrage est de vous inciter à écouter votre corps et vos sensations. Cela vous aidera à identifier vos troubles, ainsi vous pourrez vous approprier mes conseils et mes recommandations et trouver des solutions à vos maux.

Le point sur les allergies et les intolérances

On a trop souvent tendance à penser que si l'on se sent mal après avoir mangé tel ou tel aliment, on y est allergique ou intolérant. Pourtant, la majorité des gens peuvent manger de tout sans encourir le moindre risque pour leur santé. Une personne sur trois s'estime allergique à certains aliments alors qu'en réalité l'allergie concerne environ 2 % de la population ! Une réaction secondaire à un aliment est, dans la majorité des cas, due à une intoxication alimentaire, une aversion ou une intolérance à l'un de ses composants.

L'allergie alimentaire est un mécanisme complexe qui mobilise le système immunitaire. En gros, **un allergène est perçu par le corps comme un danger**. Il l'attaque alors pour essayer de s'en débarrasser. Cela provoque une série de réactions en chaîne responsables de symptômes précis et bien identifiés de type respiratoires, cutanés ou gastro-intestinaux. Les réactions allergiques peuvent se manifester avec n'importe quel aliment ou l'un de ses composants, mais certaines sont plus fréquentes que d'autres, notamment les allergies au lait de vache, aux œufs, au soja, au blé, aux crustacés, à certains fruits, aux cacahuètes, aux noix. Les allergies alimentaires sont des maladies que **seul un professionnel de santé, médecin ou diététicien, peut diagnostiquer** et prendre en charge avec un régime adapté. C'est uniquement dans le cas d'une allergie avérée qu'il faudra proscrire strictement l'aliment incriminé.

Les intolérances alimentaires peuvent entraîner les mêmes symptômes digestifs que l'allergie, c'est-à-dire des nausées, des crampes d'estomac, des diarrhées. Mais elles

Le diagnostic de la maladie coeliaque

- Pour poser le diagnostic d'une intolérance au gluten, il faut faire une prise de sang afin de rechercher la présence d'anticorps spécifiques de la maladie (les antitransglutaminases).
- Si les résultats sont positifs, il faut faire une endoscopie avec prélèvement de la partie haute de l'intestin grêle.
- Ensuite seulement, et sous surveillance, un régime sans gluten est prescrit.

n'impliquent pas le système immunitaire de la même manière. Alors que les personnes allergiques ne supportent même pas une infime quantité de l'allergène, les personnes intolérantes peuvent en consommer de petites quantités sans ressentir le moindre symptôme, sauf en ce qui concerne l'intolérance au gluten. **Les intolérances les plus courantes sont l'intolérance au gluten et au lactose.**

L'intolérance au gluten, appelée maladie cœliaque, est une maladie permanente de l'intestin dont le diagnostic est précisément codifié. Le corps ne supporte plus le gluten, **une protéine du blé que l'on trouve dans le seigle, l'orge, le froment, l'avoine et l'épeautre.** Si le malade continue d'en consommer, la paroi de l'intestin grêle est endommagée et perd sa capacité à absorber les nutriments et les micronutriments. C'est uniquement dans le cas des maladies cœliaques diagnostiquées qu'il faut exclure totalement le gluten de l'alimentation. Il y a de forts risques, sinon, de déséquilibrer l'alimentation et de créer des carences.
Cependant, force est de constater que de plus en plus de gens médicalement diagnostiqués non cœliaques et non allergiques ressentent des symptômes qui se trouvent améliorés lorsqu'ils diminuent ou suppriment le gluten. On peut parler d'« hypersensibilité » mais, sur le plan scientifique, rien de rationnel n'a encore été trouvé.

La deuxième intolérance la plus courante concerne le lactose, le sucre du lait. En temps normal, le corps possède assez de lactase, l'enzyme qui décompose le lactose. Toutefois, chez certaines personnes, la quantité de lactase est insuffisante et **le lactose s'accumule dans l'intestin où il fermente, entraînant des ballonnements et des diarrhées.** La déficience en lactase est un phénomène fréquent, plus ou moins représenté selon les pays et les populations. Les symptômes sont variables selon les individus. Ce n'est pas un problème grave, mais une question de confort. De manière générale, les produits laitiers fermentés comme les yaourts et les fromages, pauvres en lactose, sont

tolérés, contrairement au lait. Il s'agit aussi d'une question de quantité. Tout dépend de la tolérance de chacun. L'idée est d'arriver progressivement à une amélioration des symptômes sans perdre de vue l'équilibre nutritionnel de l'alimentation.
La place de certains aliments est au cœur de nombreuses polémiques. Entre une diabolisation simpliste et une incitation à la surconsommation, il faut trouver un juste milieu. Il est alors intéressant de **s'abstraire des idées préconçues, de ne pas dramatiser ni minimiser, afin de déterminer, avec l'aide d'un professionnel de santé, si vous ressentez certains troubles, ce qui peut les expliquer, etc.**

Si vous n'avez pas de maladie diagnostiquée, il n'y aucune raison de vous priver. Soyez attentifs à vos ressentis, essayez d'identifier vos troubles, si vous en avez, et lisez les conseils qui s'y rapportent dans cet ouvrage.

Comment limiter les brûlures d'estomac et les remontées acides ?

Quelle est leur origine ?

Nous avons vu dans la première partie de cet ouvrage que l'œsophage est ce petit tube qui relie la gorge à l'estomac. Il arrive parfois que **le contenu acide de l'estomac remonte dans l'œsophage,** entraînant de désagréables sensations d'aigreurs et de brûlures. C'est une affection fréquente, plus gênante que grave, dont près de la moitié des Français souffrent régulièrement.

Quelles sont leurs causes ?

La grossesse, le surpoids, le tabac, l'alcool, des repas irréguliers, trop copieux ou trop gras, la prise de certains médicaments ou encore le stress peuvent entraîner des brûlures d'estomac et des remontées acides. Quelle qu'en soit la raison, ces conseils pratiques vous aideront à limiter leur apparition et leurs effets. Surtout, n'attendez pas que les douleurs s'installent et deviennent réellement invalidantes pour prendre les mesures nécessaires.

Say yes to

Sur le plan général

- Dormez le dos légèrement relevé, en position semi-assise.
- Consommez les fruits en dehors des repas plutôt qu'à la fin, car chez certaines personnes ils ont tendance à fermenter.
- Préférez les tisanes ou le thé que le chocolat chaud ou le café.

Sur le plan alimentaire

- Prenez le temps de bien manger et de mastiquer.
- Fractionnez vos repas : mieux vaut 4 à 5 petits repas régulièrement répartis que 3 repas trop copieux.
- Respectez une chronobiologie nutritionnelle avec un bon petit déjeuner, un déjeuner moins copieux et un dîner léger, à distance du coucher.
- Privilégiez la consommation fréquente d'aliments santé tels que les crucifères (brocoli, chou, chou-rave, chou kale, rutabaga, navet) et les végétaux colorés (carotte, etc.).

- Privilégiez les laitages maigres.

En complément, certaines plantes, épices et minéraux sont particulièrement efficaces et pourront vous soulager :

- **le curcuma** (en poudre ou en complément alimentaire) : riches en caroténoïdes et en polyphénols, les racines de curcuma présentent d'importantes propriétés antioxydantes, anti-inflammatoires et protectrices de la muqueuse gastrique ;
- **le safran** (en poudre ou en complément alimentaire) : il réduit le stress et l'anxiété ;
- **la canneberge** (en jus ou en complément alimentaire) : riche en polyphénols, elle est particulièrement utile en cas de remontées acides ;
- **la réglisse** (en bâton, en poudre, en tisane) : elle présente le double intérêt de diminuer les sécrétions acides et de stimuler la production de mucus gastrique protecteur.

Say no to

Sur le plan général

- Ne portez pas de vêtements serrés, qui compriment le ventre.
- Évitez de trop bouger, de vous pencher brusquement ou de vous allonger directement après les repas.
- N'allez pas dormir juste après le dîner ; il est préférable d'attendre au moins 3 heures.
- Évitez ou diminuez le tabac, surtout à jeun.

Sur le plan alimentaire

- Évitez les aliments longs à digérer :
  - les aliments trop riches en matières grasses saturées (charcuteries, fromages...) ;
  - les plats en sauce, les fritures, les panures, les pâtisseries, les viennoiseries ;
  - les produits laitiers gras et entiers.
- Évitez les préparations trop salées, trop épicées, l'ail, l'oignon, l'échalote, la moutarde, le piment…
- Limitez les crudités, les fruits acides (le kiwi, par exemple), les agrumes (orange, citron, pamplemousse, etc.) et leur jus, irritants pour les muqueuses.
- Prenez garde aux boissons trop chaudes qui intensifient les sensations de brûlures.
- Bannissez l'alcool, le café et les sodas.

Que faire contre les douleurs abdominales ?

Quelle est leur origine ?

Il s'agit le plus souvent d'une gêne qui survient après les repas, ressentie à des degrés divers. On se sent lourd, ballonné ; la digestion est difficile, parfois accompagnée de nausées, le ventre dur et gonflé. Dans la majorité des cas, les gens s'interrogent sur ce qu'ils ont mangé mais arrivent rarement à identifier l'origine du problème, avec lequel ils finissent par vivre alors que cela leur pèse vraiment au quotidien.

Quelles sont leurs causes ?

Les plus gênés finissent par consulter. Leur médecin leur prescrit des analyses mais les examens ne révèlent rien d'anormal. Le diagnostic est posé : **troubles digestifs fonctionnels. Il y a un problème réel, ressenti, mais pas de maladie !** Le tout va être de chercher à identifier l'origine des troubles pour réussir à s'en débarrasser.

Ce que l'on constate généralement, c'est qu'ils surviennent plus fréquemment en période de stress, d'anxiété et, pour les femmes, au moment des règles ou pendant la grossesse, après des repas trop copieux, trop gras, trop alcoolisés ou pris à la hâte.

Ce qu'il faut retenir, c'est que ces troubles ne sont pas graves mais qu'il ne faut pas pour autant les laisser s'installer. Quelques règles d'hygiène alimentaire simples suffisent la plupart du temps à les régler.

Say yes to

Sur le plan général

- Fractionnez vos repas. Réduisez les portions et préférez 3 petits repas + 1 à 2 collations.
- Respectez votre rythme biologique. Mangez à heures régulières afin que votre estomac puisse alterner périodes de travail et de repos.
- Mangez lentement, assis à table, dans le calme de préférence. Prenez le temps de mâcher afin d'amorcer correctement la digestion.
- Buvez en dehors des repas plutôt que pendant, afin d'éviter la dilution du bol alimentaire, et par petites gorgées, pour ne pas surcharger l'estomac.

Sur le plan alimentaire

- Veillez à bien cuire vos aliments, notamment les légumes, les fruits et les féculents, de préférence à la vapeur, à l'eau ou dans une poêle antiadhésive, en limitant au maximum les matières grasses. La digestion sera meilleure et plus rapide.
- Préférez les matières grasses d'origine végétale à celles d'origine animale, en petite quantité et en fin de cuisson.
- Choisissez des laitages écrémés ou demi-écrémés, selon votre tolérance digestive, des fromages à pâte cuite ou à pâte molle (emmental, gruyère, cantal, etc.), des fromages frais à 0 % ou 20 % de matières grasses au maximum.
- Des viandes maigres : poulet, dinde, veau, steak de bœuf à 15 % de matières grasses, jambon blanc découenné et dégraissé.
- Du poisson blanc : lieu, merlu, bar, colin, cabillaud, sole, etc.
- Les œufs cuits avec un minimum de matières grasses, de préférence cocotte, mollets ou pochés. Ils seront plus digestes si le blanc est bien cuit et le jaune crémeux.
- Du pain blanc, grillé, des biscottes, des Craquottes®, des petits pains suédois.
- Des céréales raffinées (pâtes, riz, semoule) plutôt bien cuites qu'*al dente*.
- Des pommes de terre très cuites, avec peu de matières grasses.
- Des légumes verts plutôt cuits que crus, pelés,

épépinés, frais, en conserves ou surgelés.
- Des crudités de préférence hachées ou découpées en petits morceaux, selon votre tolérance digestive et en dehors des périodes de crise.
- Des fruits cuits ou en compote, sans sucre ou alors peu sucrés.
- Des fruits crus très mûrs, plus particulièrement la banane.

Say no to

- Les aliments trop gras, trop salés, trop sucrés : plats en sauce, fritures, panures, chips, pâtisseries, viennoiseries, feuilletés, etc.
- Les fromages persillés (roquefort, gorgonzola, fourme d'Ambert) et à affinage très poussé (munster, époisses, maroilles, saint-nectaire, etc.).
- Les viandes très grasses, fumées, marinées, les charcuteries, le gibier.
- Les poissons au goût prononcé : maquereau, sardines, anchois, hareng, morue, haddock, les poissons fumés et marinés.
- Le pain chaud et le pain frais.
- Les légumes secs : lentilles, pois chiches, pois cassés, haricots secs, etc.
- Les légumes à goût fort ou trop riches en fibres, donc difficiles à digérer : choux, navet, concombre, salsifis, radis, poivron, artichaut, céleri, fenouil, ail, oignon, échalote, etc.
- Les épices fortes, le vinaigre, le poivre.
- Les boissons gazeuses.
- Les boissons alcoolisées.

Les fruits et les légumes… Cuits plutôt que crus, pourquoi ?

La cuisson à l'eau des végétaux permet le ramollissement des fibres contenues dans la paroi de leurs cellules, permettant ainsi de réduire leur caractère irritant et d'améliorer leur digestibilité.

En finir avec les ballonnements et les flatulences

Quelle est leur origine ?

Régulièrement, je reçois au cabinet des patients qui se plaignent d'avoir le ventre dur et gonflé, d'être gênés par des ballonnements, des flatulences et de l'aérophagie à n'importe quel moment de journée. À l'origine de cette sensation désagréable, une accumulation de gaz dans les intestins qui entraîne une distension du tube digestif et une augmentation du volume de l'estomac.

Quelles sont leurs causes ?

Cet excès d'air peut avoir plusieurs raisons. **On avale de l'air** lorsque l'on mâche du chewing-gum, que l'on a le nez bouché et que l'on respire par la bouche en mangeant, que l'on parle en mangeant, etc.

On consomme des aliments qui produisent de l'air : les aliments dits fermentescibles, les aliments levés ou soufflés (pain de mie, brioches), les boissons gazeuses, la bière, certains aliments sans sucre.

Il faut avant tout repérer les situations et les aliments qui pourraient être à l'origine du problème pour essayer de le régler ou, du moins, de le minimiser.

Say yes to

- Prenez le temps de manger et de **bien mâcher** les aliments.
- **Certaines herbes et plantes aromatiques** sont réputées pour leurs vertus digestives. Les tisanes à base d'anis étoilée, de thym, de mélisse, de menthe poivrée, de romarin limitent les ballonnements. Et si vous êtes d'un naturel stressé, ajoutez à votre tisane de la valériane ou de l'aubépine.
- **Le charbon végétal,** pour ses propriétés absorbantes, est aussi régulièrement conseillé pour soulager les flatulences.
- **Pratiquez une activité régulière permettant de vous détendre, d'apprendre à gérer le stress :** du sport, des balades, de la musique, du yoga, de la méditation, etc.

Say no to

- Évitez tout simplement de faire entrer de l'air dans votre estomac ! Pour cela, évitez de parler en mangeant, limitez les chewing-gums et les boissons gazeuses, sucrées ou non, les aliments levés ou soufflés.
- Limitez les aliments contenant certains édulcorants comme les bonbons et les chewing-gums sans sucre qui entraînent, si consommés en excès, des troubles gastro-intestinaux sans gravité.
- Limitez la consommation de boissons alcoolisées et de café.
- Évitez de boire glacé.
- Limitez les légumineuses, souvent responsables de ballonnements : pois chiches, pois cassés, flageolets, lentilles. Il en est de même pour les crucifères : choux, choux-fleurs, brocolis. Vous pouvez par contre les préparer en soupe ou en purée.
- Limitez les aliments contenant des fibres insolubles, potentiellement irritantes :
  - les céréales entières, complètes, les graines, le son, tous excellents pour leurs qualités nutritionnelles et la santé, mais souvent mal tolérés ;
  - privilégiez les fruits et légumes cuits plutôt que crus afin de rendre les fibres plus digestes ;
  - si vous ne pouvez vous passer de crudités, consommez-les en petites quantités, bien découpées et à la fin des repas.

Que sont les troubles du transit ?

La diarrhée

On parle de **diarrhées au-delà de 3 selles par jour.** Lorsque cela se produit, c'est le plus souvent en crise aiguë et transitoire **qui ne dure que quelques jours.** Si les troubles persistent, il faut consulter pour vérifier qu'il n'y a pas une maladie inflammatoire ou infectieuse, une maladie chronique ou une allergie à l'origine du problème.

Pour retrouver un confort digestif et un transit « normal », l'idée est de diminuer les aliments augmentant le volume et la fréquence des selles, et de favoriser ceux qui sont supportés et permettent de compenser les pertes.

Say yes to

- Préférez les **viandes et les poissons maigres,** cuits avec peu de matières grasses, pour leurs apports en protéines de bonne qualité et en minéraux essentiels.
- Préférez les féculents (pain, pâtes, etc.) raffinés plutôt que complets. Pauvres en fibres, ils limitent la fréquence des selles.
- Favorisez **certains légumes**, en petites quantités, plutôt cuits et en purée : les courgettes, les carottes les betteraves. Il en est de même pour certains fruits, bien mûrs ou cuits en compote : les bananes, les pommes, les poires, les pêches, les coings.
- **Les produits laitiers**, pour le calcium qu'ils contiennent, mais des fromages à pâte cuite (gruyère, emmental, etc.) ou fondus (crème de gruyère) plutôt que du lait.
- **Privilégiez les graisses végétales** aux matières grasses animales, plutôt crues que cuites car, dans ce cas, elles sont toxiques pour les muqueuses.
- **Buvez** au moins 1,5 l d'eau par jour, par petite quantité, tout au long de la journée, pour compenser les pertes : thé, tisanes, eaux plates naturelles ou minérales, sauf celles riches en magnésium, bouillon de légumes, etc.
- **Mangez,** même si vous n'avez pas très faim, afin de compenser les pertes en nutriments et micronutriments, de préférence des petites portions réparties dans la journée.
- Respectez les **dates limites de consommation** des aliments ainsi que des règles d'hygiène simples afin d'éviter tout risque de contamination bactérienne.

Say no to

- Les viandes et les poissons gras, fumés, marinés, qui augmentent la vitesse du transit.
- Les céréales et pains complets, les légumes secs : lentilles, pois chiches, haricots blancs, haricots rouges, flageolets, etc.
- Les végétaux en grande quantité, à l'exception des courgettes, des carottes (plutôt cuites et en purée), des betteraves, des bananes, des pommes, des poires, des pêches et des coings (cuits et en compote).

- Les graines oléagineuses (noix, noisettes, amandes, cacahuètes), car elles contiennent beaucoup de fibres.
- Le lait ; préférez-lui des laits végétaux.
- Les boissons trop froides ou trop chaudes.
- Tout ce qui est irritant pour la muqueuse intestinale : chocolat, cacao, café, alcool, tabac, épices fortes, cornichons, vinaigre, etc.

La constipation

On peut parler de constipation si **la fréquence des selles est inférieure à trois fois par semaine** et si elles sont dures, sèches et difficiles à évacuer. Elle est souvent occasionnelle et survient lorsque les habitudes changent ou que l'on est stressé. Le problème est que si on laisse traîner, les troubles peuvent s'installer et devenir chroniques. Ce sujet tabou revient pourtant régulièrement en consultation, ce qui n'est pas étonnant vu qu'il touche près d'une personne sur cinq et environ une femme sur deux.

Mes recommandations sont valables en prévention, pour réguler le transit intestinal au quotidien, aussi bien que pour soulager de manière ponctuelle les épisodes de constipation aiguë. L'idée est d'identifier ce qui peut être à l'origine des troubles et d'y apporter une réponse adaptée. La constipation résulte souvent de plusieurs facteurs associés, généralement **l'absence d'activité physique, une alimentation pauvre en fibres et une hydratation insuffisante.** La prise de certains médicaments, des changements hormonaux, le stress, des troubles du sommeil peuvent également influer sur le transit.

Le plus souvent, **instaurer un rythme de vie équilibré,** avec des horaires de repas réguliers, un peu d'activité physique, **une alimentation riche en fibres et une quantité de boissons suffisante** permet de venir à bout de ces désagréments.

Say yes to

Sur le plan général

- **Prenez le temps d'aller à la selle.** C'est un moment important à ne pas négliger. Le matin, à jeun, vous pouvez aider le réflexe avec la prise d'un verre d'eau ou de jus de fruits frais.
- **Bougez !** L'exercice physique, et encore plus quand les abdominaux sont sollicités, stimule les contractions musculaires intestinales ! Essayez de pratiquer une petite activité physique tous les jours. Prenez les escaliers plutôt que l'ascenseur, choisissez de marcher sur le chemin du travail… Et pratiquez une activité sportive au moins une fois par semaine. Choisissez-en une qui vous plaise, l'idée n'étant pas d'y aller à contrecœur.
- **Buvez de l'eau !** C'est la seule boisson indispensable. Elle permet l'hydratation de l'organisme et du bol alimentaire. Votre alimentation vous apporte de l'eau,

Astuce

Les eaux riches en magnésium ont un effet laxatif doux et constituent une aide précieuse en cas de constipation.

mais pas suffisamment. L'idéal serait de boire environ 1,5 l d'eau par jour, soit 6 à 8 verres, de préférence entre les repas. Et plus encore s'il fait chaud ou que vous faites du sport.

Sur le plan alimentaire

Misez sur **une alimentation riche en fibres.** Augmenter de manière significative la quantité de fibres permet d'augmenter d'autant le volume des selles et de stimuler la motricité du côlon. La quantité journalière recommandée est de 25 à 30 g. Pour les atteindre, ce n'est pas compliqué :

- **des légumes tous les jours,** à chacun des deux repas principaux, crus et/ou cuits. Selon votre tolérance, privilégiez les plus riches en fibres : artichauts, épinards, haricots verts, petits pois, poireaux, céleri, fenouil, salades ;
- **des fruits tous les jours,** 2 à 3 portions, crus ou cuits, et plus particulièrement les pommes, les poires, les pêches, les mangues… De préférence entiers plutôt qu'en jus si votre estomac vous le permet, et avec la peau s'ils sont bio ;
- **des légumes secs,** des lentilles, des haricots rouges, des pois chiches, etc. ;
- **des fruits secs,** des figues, des pruneaux et des graines oléagineuses crues et nature : des amandes, des noix de Grenoble, des noisettes, etc. ;
- **des céréales complètes,** du pain complet ou aux céréales (au moins 50 g par jour), des pâtes complètes, du riz complet, etc. ;
- **du son de blé ou des graines de lin** à introduire progressivement dans l'alimentation, de 5 g (1 cuillerée à café) par jour la première semaine, jusqu'à 10 g (1 cuillerée à soupe) par jour la deuxième semaine, puis vous pouvez même aller jusqu'à 20 g. Choisissez les bio. Vous pouvez les ajouter à un yaourt, une compote, une salade ou du pain, si vous le faites vous-même.

- **un apport suffisant de matières grasses végétales,** 3 à 4 cuillerées à soupe par jour, en cuisson et en assaisonnement (colza, noix, soja, lin ou olive).

Attention ! Si vous souffrez de douleurs associées à la constipation, il faut nuancer les recommandations précédentes. Dans ce cas, privilégiez les fibres douces (solubles), qui ont pour effet d'augmenter le bol fécal, et limitez les fibres irritantes pour la muqueuse intestinale.

Que faire en cas de syndrome de l'intestin irritable ?

C'est **le plus fréquent des troubles fonctionnels intestinaux**. Aujourd'hui, on parle plutôt de colopathie fonctionnelle pour désigner cette anomalie de fonctionnement de l'appareil digestif qui touche principalement le côlon. Il ne s'agit pas d'une maladie à proprement parler puisqu'il n'y a pas de cause identifiée. **Cependant, ces troubles peuvent, chez certains patients, durer des**

années et constituent une véritable altération de la qualité de vie.
Caractérisés par des douleurs abdominales et des crampes d'estomac, ces troubles sont assez systématiquement associés à des ballonnements, des gargouillis, des gaz et des troubles du transit (diarrhée, constipation, ou alternance des deux). Les symptômes apparaissent souvent après les repas. Peu présents au réveil, ils s'accentuent au cours de la journée. Ils peuvent durer plusieurs semaines consécutives, plusieurs mois dans l'année, avec des épisodes de crises.

L'apparition de ce type de troubles digestifs peut être liée à différents phénomènes : des déficiences enzymatiques, des perturbations du microbiote, des intolérances alimentaires, une hypersensibilité, une irritation, une inflammation de la muqueuse, une tendance à la spasmophilie, du stress ou un manque de sommeil. **Le diagnostic et la prise en charge sont donc complexes.**

Mes recommandations

Les conseils qui suivent ont pour but de **limiter les symptômes mais aussi de traiter le problème de fond.** Ils reposent sur le rééquilibrage de la flore intestinale, la gestion du stress et la mise en place d'un régime alimentaire anti-inflammatoire, pour un retour à une meilleure tolérance digestive.

1. Dans un premier temps, l'objectif est de soulager les symptômes en période de crises aiguës :

- Limitez au maximum les aliments contenants des fibres irritantes (cf. p. 41).
- Dans le cas d'intolérances alimentaires suspectées, vous pouvez, sous le contrôle d'un professionnel de santé, envisager un régime d'exclusion transitoire de l'aliment identifié, mais pas plus de quelques semaines. Un régime d'éviction ne présente aucun intérêt au long cours et peut causer de graves carences, sauf bien sûr dans le cas de maladies qui le nécessitent, telles que la maladie cœliaque (intolérance au gluten diagnostiquée).

Say no to

- Les **aliments riches en fibres insolubles irritantes** : les céréales complètes, le son de blé, les légumineuses, les choux et crucifères, les graines oléagineuses, l'ail et l'oignon. Préférez les céréales à base d'avoine, le quinoa, le seigle.
- Les **aliments très riches en matières grasses et les aliments frits**.
- La consommation d'**alcool**.
- Limitez provisoirement la consommation **d'aliments riches en FODMAP,** un type de glucides particulièrement fermentescible, présent dans certains aliments et responsable de ballonnements, de gaz et de douleurs abdominales caractéristiques. « FODMAP » est un acronyme anglais qui signifie :

F = Fermentescibles (rapidement fermentés par les bactéries du côlon)
O = Oligosaccharides (fructanes et galacto-oligosaccharides)
D = Disaccharides (lactose)
M = Monosaccharides (fructose en excès par rapport au glucose)

A = And (« et »)
P = Polyols (sorbitol, mannitol, xylitol et maltitol)

Dans les FODMAP, ce n'est pas le gluten (une des protéines du blé) qui est problématique mais les fructanes (un des sucres du blé). Préférez les pains et les céréales aux graines qui contiennent **du blé en moindre quantité** ou les produits sans gluten, parce qu'ils sont fabriqués à partir de céréales comme le riz, le millet ou le quinoa qui contiennent peu de FODMAP.

Say yes to

Durant cette période, privilégiez les aliments ayant une faible teneur en FODMAP. À terme, le but est de :

- réintégrer très progressivement les aliments identifiés comme mal tolérés ;
- retrouver une alimentation saine avec une réintroduction progressive des légumes à fibres, des légumineuses et des céréales complètes riches en vitamines, en minéraux, en oméga-3 et en polyphénols anti-inflammatoires antioxydants.

ALIMENTS RICHES EN FODMAP À ÉVITER

Fructose en excès	Lactose	Fructanes	Galacto-oligosaccharides	Polyols
Fruits : pomme, mangue, melon, kaki **Concentrés de fruits :** grande portion, fruits secs, jus, fruits en conserve. **Édulcorants :** Fructose, sirop de maïs à haute teneur en fructose. **Miel**	**Laitages :** lait (vache, chèvre, brebis), crème, crème glacée, yaourts, desserts lactés, lait en poudre. **Fromages :** à pâte molle, non affiné (cottage, mascarpone, ricotta).	**Légumes :** artichaut, asperge, betterave, brocoli, chou de Bruxelles, chou, aubergine, fenouil, ail, poireau, oignon, échalote. **Céréales :** blé ou seigle, en grande quantité (ex. : pain, craquelins, biscuits, couscous, pâtes alimentaires). **Fruits :** pomme, melon, kaki. **Divers :** chicorée, pissenlit, inuline, pistaches.	**Légumineuses :** pois chiches, haricots rouges, mungo, lentilles, edamame.	**Fruits :** pomme, abricot, avocat, mûre, cerise, litchi, nectarine, pêche, poire, prune, pruneau, melon. **Légumes :** chou-fleur, poivron vert, champignon, maïs. **Édulcorants :** sorbitol (420), mannitol (421), isomalt (953), maltitol (965), xylitol (967). **Autres :** chewing-gum, bonbons sans sucres, sodas light.

Ce type d'alimentation est associé à un **meilleur équilibre de l'écosystème intestinal,** du microbiote, du bien-être et de la santé.

2. Dans un second temps, l'objectif est de traiter le problème de fond

Comment rééquilibrer le microbiote ?
Dans le cas d'une perturbation de la flore intestinale liée aux troubles digestifs, il convient d'adopter les bons réflexes suivants (progressivement et selon tolérance) :

- Des légumes (250 g de légumes par jour puis jusqu'à 500 g au minimum) et des fruits tous les jours pour un apport suffisant en fibres qui nourrissent la flore.
- Des céréales complètes pour leur richesse en fibres, en vitamines et en minéraux.
- Du muesli (mélange de céréales complètes, de graines et de fruits secs) pour sa richesse en fibres, en vitamines et en minéraux, plutôt que des céréales industrielles, trop sucrées.
- Des aliments qui contiennent des bactéries lactiques : kéfir, tempeh, miso, choucroute, yaourts, lait fermenté, etc.

Ma prescription
L'utilisation de probiotiques sous forme de compléments alimentaires, en parallèle des mesures d'hygiène alimentaire, s'avère, dans la majorité des cas, particulièrement efficace et sans effets secondaires.
Cependant, restez vigilants. Si vous êtes vraiment sensible, commencez par de petites doses, un jour sur deux. Puis augmentez progressivement la prise, en dose et en fréquence, sur 2 semaines. L'idéal est d'arriver à une prise quotidienne de probiotiques dosés à 5 milliards de germes, à distance des repas, pendant 2 à 3 mois. Vous pouvez poursuivre le traitement plusieurs mois, en entretien, sur la base d'une prise 2 fois par semaine.

Traitement des spasmes intestinaux

Une augmentation d'apports en magnésium permet de réduire significativement la fréquence et l'intensité des douleurs spasmodiques. Les apports conseillés varient selon le sexe et l'âge mais ils se situent autour de 350 mg par jour pour les femmes et de 420 mg pour les hommes. Or, les études récentes montrent que les apports moyens sont loin des apports recommandés.
Cet oligoélément essentiel présente, dans le contexte du syndrome de l'intestin irritable, un intérêt de par ses actions myorelaxante, sédative et régulatrice de la motricité intestinale. Ainsi, je vous conseille d'augmenter votre consommation quotidienne d'aliments riches en magnésium, tels que les amandes, les noix de cajou, les noix du Brésil, crues et nature. Tournez-vous aussi vers l'avocat, le chocolat noir, le quinoa, la banane, les artichauts, l'edamame et les graines de courge.

Ma prescription
Dans certains cas, un apport supplémentaire de 200 à 400 mg de magnésium sous forme de complément alimentaire est une aide efficace. Après quelques semaines de traitement seulement, on peut constater l'amélioration des symptômes.

Gestion du stress et qualité du sommeil
Le stress est parfois une bonne chose. Il permet de se motiver, de rester concentré, de se donner les moyens d'obtenir les objectifs fixés. Mais, la plupart du temps, le stress et l'anxiété ont des effets néfastes sur le corps, l'esprit, le bien-être et la santé. Il est à l'origine de nombreux troubles : maux de dos, de tête et de ventre, parce qu'il augmente la motilité intestinale et la sécrétion de fluides tout en perturbant le temps de la vidange gastrique.

Les événements de vie douloureux, personnels ou professionnels, les périodes de doutes, de changements sont particulièrement associés à l'apparition ou à l'exacerbation des symptômes digestifs. Vous avez certainement remarqué que lorsque vous êtes stressé, vos symptômes sont augmentés, les crises plus fréquentes, les douleurs plus vives. Mais le stress n'est pas une fatalité, vous pouvez apprendre à le gérer.

- **Apprenez à respirer.** Le stress induit des petites respirations rapides ne permettant pas à votre corps de s'oxygéner correctement, en tout cas pas assez pour vous détendre. Essayez de respirer plus lentement, plus profondément, avec le ventre.
- **Apprenez à gérer votre temps.** Anticipez, priorisez, organisez-vous pour ne pas être pris au dépourvu. Prenez le temps de faire les choses, quitte à en faire moins.
- **Essayez de relativiser.** On se crée souvent des soucis en s'imaginant, à partir de petits riens, les pires scénarios. Essayez de prendre du recul et d'analyser objectivement les situations. Étudiées de manière pragmatique, les solutions vous apparaîtront plus claires.
- **Positivez !** Essayez de penser différemment, positivement, en termes de « solution » plutôt que de « problème ». Une fois le problème identifié, plutôt que de vous dire que vous n'arriverez pas à le régler, cherchez les solutions en vous répétant que vous êtes capable de le faire.
- **Bougez !** Faire de l'exercice permet d'évacuer la pression, de se défouler et de se changer les idées. Une fois les tensions atténuées, vous pourrez réfléchir de manière plus posée et prendre des décisions sereinement pensées.
- **Prenez du temps pour vous.** Même si ce n'est pas toujours évident c'est pourtant essentiel. Prendre soin de soi, de son corps, de sa santé est essentiel au bien-être physique et moral. Se sentir détendu, bien dans son corps et dans sa tête est fondamental si l'on veut s'épanouir et être heureux, tout simplement.
- **Adoptez une alimentation saine.** Même s'il n'y a pas réellement de bons et de mauvais aliments et que l'essentiel est une question d'équilibre, choisir les bons produits est fondamental pour la santé. Ainsi, privilégiez des fruits et légumes frais et de saison, des céréales complètes, des matières grasses d'origine végétale, en évitant le plus possible les produits transformés et raffinés.
- **Certains compléments alimentaires** peuvent également vous aider à surmonter un stress occasionnel ou plus installé.

Il faut savoir que le stress perturbe le fonctionnement hormonal du cerveau et crée un **dérèglement des cycles de production de la sérotonine,** un neurotransmetteur régulateur de l'humeur, du sommeil et des fonctions digestives.

Ma prescription

Des compléments alimentaires à base de tryptophane (un acide aminé) permettent une augmentation de la production de sérotonine cérébrale et intestinale, ainsi que l'amélioration des troubles liés au stress.

- Au niveau cérébral, cela va avoir un effet positif sur l'anxiété, les insomnies et les rythmes biologiques.
- Au niveau intestinal, une stimulation de la production de sérotonine permet une amélioration du transit et une diminution de la sensibilité des muqueuses, donc des douleurs.

Prendre du tryptophane dosé à 500 mg en 2 prises : une gélule dans l'après-midi et une autre dans la soirée.

MON PANIER ANTISTRESS

Fruits	Légumes	Céréales	Produits laitiers	Autres
Fruits : banane, mûre, cranberry, raisin, pamplemousse, kiwi, citron, mandarine, orange, fruit de la Passion, papaye, fraise, framboise, rhubarbe. *Si les fruits sont séchés, les consommer en petites quantités.	**Légumes :** tomate, cœur de palmier, carotte, céleri, endive, haricot vert, laitue, courgette, courge, poivron, blette, panais, patate douce, pomme de terre, potiron, épinard, navet, luzerne, rutabaga, igname. **Fines herbes :** basilic, coriandre, gingembre, citronnelle, marjolaine, menthe, origan, persil, romarin, thym.	**Céréales :** épeautre, riz, quinoa, amarante, sarrasin, avoine, maïs, polenta, millet, muesli, sorgho, tapioca. **Pain, pâtes et biscuits :** faits à partir de ces farines et de ces graines. Farine de châtaigne	**Lait :** lait sans lactose*, boisson de riz, d'amande, d'avoine, de coco. **Fromages :** à pâte dure et fermentée (cheddar, comté, bleu, brie, emmental, mozzarella, camembert…) **Yaourts :** sans lactose ou au soja.	**Tofu nature** **Sucre et édulcorants :** sucre (saccharose)*, glucose, édulcorants artificiels ne se terminant pas par « ol », stévia. **Substituts de miel :** sirop de sucre roux, sirop d'érable, sirop d'agave. **Huiles** plutôt que crème

Mon placard idéal

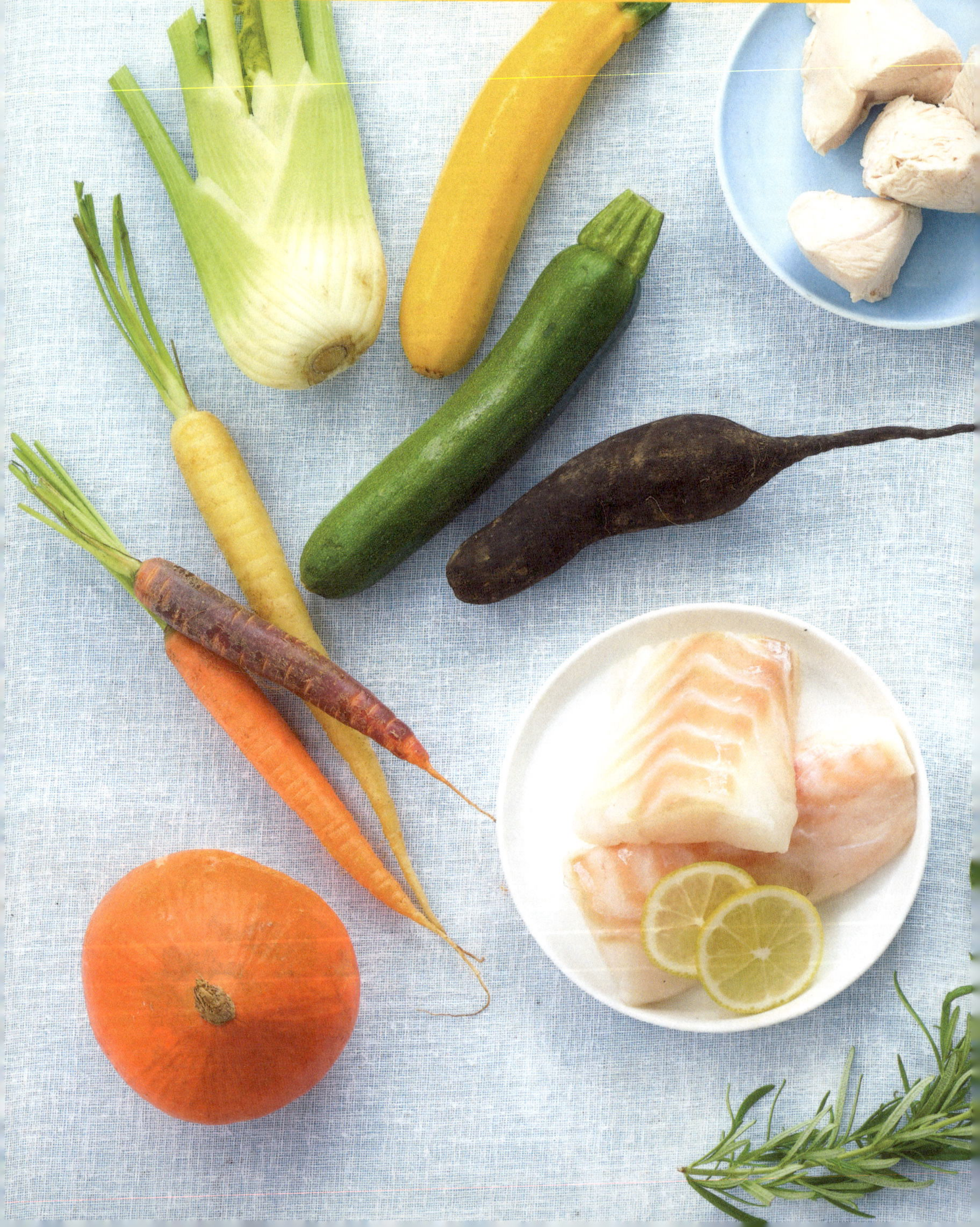

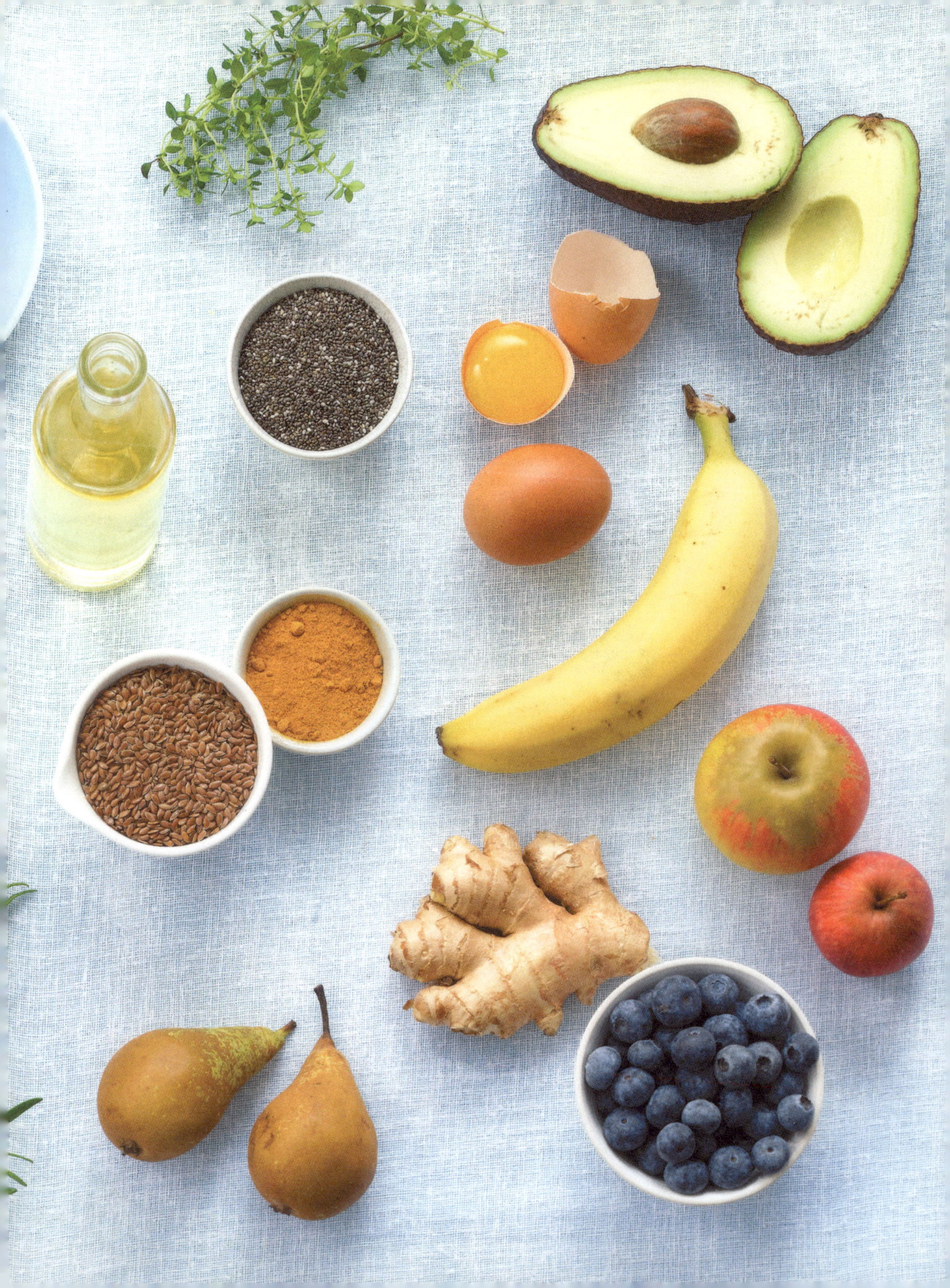

L'eau

Parce que notre corps est constitué d'eau à 70 %, boire est indispensable pour être en bonne santé. On parle de 1 l à 1,5 l d'eau par jour, outre celle apportée par l'alimentation. Et c'est un minimum, car quand il fait chaud, que l'on fait du sport ou que l'on est malade, les besoins sont augmentés.

De manière générale, une bonne hydratation est fondamentale pour assurer le transit intestinal. Cependant, mieux vaut boire en dehors des repas pour ne pas surcharger l'estomac.

À noter : en cas de diarrhée, il est impératif de boire davantage pour compenser les pertes hydriques, régulièrement et par petites gorgées. À l'inverse, si l'on est constipé, boire un grand verre d'eau le matin à jeun permet de stimuler les mouvements du tube digestif et aide le réflexe.

La courgette

La courgette, bien pelée et épépinée, est, avec l'aubergine, l'un des légumes les plus faciles à digérer. Ses fibres solubles, la cellulose et la pectine, sont particulièrement douces et ont des propriétés régulatrices sur le transit intestinal.

À noter : une courgette contient environ 1 g de fibres.

La carotte

La carotte, de par l'abondance de ses fibres, permet de réguler efficacement le transit intestinal. Ce sont des fibres particulièrement bien tolérées, qui possèdent un fort pouvoir de rétention d'eau et améliorent la consistance des selles. En cas de paresse digestive elle aide à lutter contre la constipation. Et, paradoxalement, elle est aussi efficace dans des cas de diarrhée, notamment en soupe ou en purée.

À noter : une carotte contient environ 3 g de fibres.

Le fenouil

Le fenouil est l'un des légumes qui soulage le plus efficacement les troubles intestinaux. D'une part, il est riche en fibres, mais il contient également de l'anéthol, une huile essentielle aux nombreuses vertus digestives.

Il permet de stimuler la digestion, de calmer les spasmes et les douleurs abdominales, et d'éviter la formation de gaz en limitant la fermentation des aliments en phase digestive.

À noter : consommé avec de la menthe, il prévient les lourdeurs postprandiales, les ballonnements, l'aérophagie et les nausées.

Le radis noir

Il contient des composés organiques soufrés qui améliorent le drainage du foie et de la vésicule biliaire, donc l'élimination des toxines et des déchets. Parce qu'il stimule la production de la bile et son évacuation, il est particulièrement recommandé à chaque changement de saison ou après des excès alimentaires.

À noter : le radis noir se mange sans la peau, cru (râpé ou en fines lamelles dans une salade) ou cuit. On en trouve aussi sous forme de jus, d'ampoules ou de gélules... mais mieux vaut le consommer frais !

La poire

Si vous souffrez de paresse digestive, alors la poire est le fruit qu'il vous faut. Sa richesse en eau et en fibres insolubles entraîne l'augmentation du volume des selles et de la vitesse du transit intestinal. Par contre, ces fibres peuvent être irritantes chez les personnes au système digestif sensible. Privilégiez les poires à chair fondante ou consommez-les cuites ou en compote plutôt que crues.
À noter : une poire entière avec sa peau contient environ 2,5 g de fibres.

L'ananas

Comme la poire, l'ananas renferme des fibres insolubles qui améliorent le fonctionnement du tube digestif. Il contient également de la bromélaïne, une enzyme qui facilite la digestion des protéines, ce qui permet d'éviter les indigestions et les brûlures d'estomac souvent associées. Préférez l'ananas frais car la bromélaïne est particulièrement sensible à la chaleur et disparaît pendant la mise en conserve ou la fabrication de jus industriel.
À noter : un ananas contient environ 1,5 g de fibres.

La pomme

Le secret de la pomme, en termes de digestibilité, réside dans le type de fibres qu'elle contient : des pectines, des protopectines et de l'acide pectique. Extrêmement bien assimilées, elles permettent de réguler en douceur le transit intestinal.

La pectine et la protopectine sont des fibres solubles, visqueuses au contact de l'eau. Elles favorisent le glissement des résidus alimentaires le long du tube digestif et donc leur élimination. L'acide pectique, fibre insoluble, présente la particularité de fixer l'eau, augmentant ainsi le volume des selles et la vitesse du transit en stimulant les contractions du tube digestif.
À noter : une pomme entière avec sa peau contient environ 3 g de fibres.

La banane

C'est un fruit particulièrement bien toléré sur le plan digestif et recommandé en cas de diarrhée. L'amidon qu'il contient favorise l'absorption des liquides dans le côlon, diminuant ainsi la quantité d'eau dans les selles et permettant de stopper les diarrhées. De plus, son importante teneur en fibres contribue à restaurer en douceur le transit.
À noter : la banane permet également de calmer brûlures et aigreurs d'estomac.

La myrtille

Cette baie présente des bienfaits pour les problèmes digestifs et de transit, les diarrhées notamment. Elle contient des tanins qui ont des effets bénéfiques sur les spasmes intestinaux et les douleurs associées. Elle présente aussi des propriétés antibactériennes qui complètent ses effets antidiarrhéiques.
À noter : 100 g de myrtilles contiennent 3 à 5 g de fibres.

Le placard Digestfood

Les graines de lin

Les graines de lin, de par leur richesse en fibres et en acides gras polyinsaturés, possèdent des propriétés laxatives particulièrement intéressantes en cas de constipation et de douleurs abdominales associées. Avec leur coque rigide, elles ne sont pas digérées si elles sont consommées entières. Elles circulent alors le long du tube digestif, augmentant le volume des selles et favorisant ainsi le transit intestinal. Consommées broyées ou sous forme d'huile, vous profitez de leurs bienfaits nutritionnels plutôt que digestifs. En effet, l'huile contenue dans ces graines est celle qui possède le plus d'acides gras oméga-3, qui participent au bon fonctionnement du cerveau, du système nerveux, à la beauté de la peau et des cheveux et à la prévention des maladies inflammatoires et cardio-vasculaires.

À noter : 1 cuillerée à soupe de graines de lin contient 3 g de fibres.

Les graines de chia

Les graines de chia sont particulièrement riches en fibres et en bons gras, notamment des oméga-3. Leur teneur élevée en fibres et leurs propriétés mucilagineuses, comme les graines de lin, permettent d'augmenter le volume des selles et de favoriser ainsi le transit.

À noter : 1 cuillerée à soupe de graines de lin contient 4 g de fibres.

Les huiles végétales

Sur le plan énergétique, les huiles végétales sont aussi caloriques que le beurre ou la crème, matières grasses animales, très différentes, mais sur les plans nutritionnel et digestif. Les matières grasses animales sont moins bien constituées car elles contiennent des acides gras saturés et du cholestérol, alors que les matières grasses végétales contiennent des acides gras insaturés, meilleurs pour la santé et plus digestes.

À noter : pour la complémentarité de leurs bienfaits, variez les huiles en privilégiant l'huile de colza, l'huile de lin et l'huile de noix, riches en oméga-3. Optez pour des huiles vierges, de première pression à froid.

Les crèmes végétales

Comme alternative à la crème fraîche, les aides culinaires végétales de soja, de riz, d'avoine, d'amande ou de coco permettent de cuisiner et d'agrémenter tous vos plats avec légèreté. Elles sont moins caloriques, pour la plupart sans cholestérol ni acides gras saturés, et plus faciles à digérer. Elles offrent la possibilité à tous ceux qui souhaitent diminuer leur consommation d'aliments d'origine animale, aux végétariens et aux intolérants au lactose, d'adapter leurs plats préférés sans difficulté.

Les viandes blanches et les volailles

Elles sont moins grasses et plus digestes que les viandes rouges. Pour une meilleure digestibilité, c'est sans la peau qu'il faut les consommer.

Les poissons

Les poissons blancs sont moins gras et plus digestes que les poissons gras. Mais, pour leur richesse en oméga-3, rien ne remplace les poissons gras (à consommer 2 fois par semaine).

Les œufs

C'est avec le blanc le plus cuit possible et le jaune le moins cuit possible qu'ils seront les plus digestes. Préférez-les cuits à l'eau ou dans une poêle antiadhésive, donc idéalement mollets, pochés ou au plat, avec le minimum de matières grasses possible.

À noter : n'oubliez pas de choisir vos viandes, vos poissons et vos œufs issus des filières oméga-3. Ce sont des filières de production respectueuses de la santé animale et de l'environnement, qui mettent tout en œuvre pour une meilleure qualité nutritionnelle de leurs produits.

Le gingembre

Ce rhizome peut faciliter le transit tout en apportant une touche d'exotisme à vos plats. Il stimule la production de bile (qui permet la dissolution des graisses avant leur assimilation) et favorise également l'action des enzymes digestives.

À noter : utilisez le gingembre en poudre ou en lamelles, s'il est frais, pour profiter de ses bienfaits et relever le goût de vos plats.

Le curcuma

En plus de ses propriétés anti-inflammatoires et antioxydantes, le curcuma est particulièrement efficace en cas de troubles digestifs. Il stimule la production de mucus gastrique qui tapisse la paroi du tube digestif, favorisant le transit intestinal tout en limitant les irritations et les douleurs abdominales. Il stimule également la production de bile ainsi que sa sécrétion, ce qui favorise la digestion des graisses et l'élimination du cholestérol sous forme de sels biliaires.

Le romarin

Il stimule le fonctionnement de la vésicule biliaire et favorise ainsi la digestion. De par ses propriétés myorelaxantes, il calme les spasmes d'origine digestive et limite les douleurs abdominales. Il agit également sur les fermentations intestinales et réduit les ballonnements.

Le thym

Le thym se révèle efficace pour soulager les problèmes intestinaux. En association avec le charbon végétal, il permet de lutter efficacement contre les ballonnements et les flatulences. Son action antiseptique s'exerce aussi sur le système digestif, notamment en cas de diarrhées.

Quelles sont les indications de conservation à respecter ?

- Les mentions « à consommer avant le » ou « à consommer jusqu'au » qui figurent sur les emballages de certains produits indiquent la date limite de consommation. Vous devez impérativement la respecter, car au-delà de cette date, le produit peut présenter des risques pour votre santé. Ce sont des mentions obligatoires que l'on trouve sur les produits frais emballés.

- La mention « à consommer de préférence avant le » indique la date de durabilité minimale du produit. Une fois cette date passée, l'aliment peut perdre certaines de ses qualités gustatives et nutritionnelles mais peut être consommé sans aucun danger pour la santé. C'est une mention que l'on trouve généralement sur les boissons, les boîtes de conserve, les pâtes, le riz, le sucre et autres produits secs.

- On n'y prête souvent moins attention mais vous devez également respecter les conseils et les températures de conservation « AVANT » ET « APRÈS ouverture des produits », sinon vous prenez des risques sur le plan sanitaire.

- Quand elle est précisée, respectez aussi le type de cuisson recommandé (notamment la cuisson à cœur de certaines viandes).

Je sais que tout dépend des gens, des moments de la vie et des activités mais, en règle générale, de quoi doivent-être composés mes repas si je ne veux pas me sentir lourd toute la journée ?

Il est important de s'hydrater pour bien commencer la journée, avec une boisson chaude comme un thé vert, un jus de citron pressé ou même un café léger, avec, éventuellement, un peu de lait. Ensuite, vous pouvez prendre un laitage maigre, des céréales complètes sous forme de muesli ou de pain complet légèrement beurré.

- Le matin est le moment privilégié pour apporter des protéines de bonne qualité à votre organisme : vous pouvez ajouter un œuf, une tranche de fromage, de dinde ou de saumon fumé. Prenez le temps de vous asseoir pour petit-déjeuner et de bien mâcher, sinon vous risquez de mal digérer et d'être barbouillé toute la matinée.

- Au déjeuner, des légumes crus ou cuits, sous forme de soupe ou de jus, accompagnés de féculents (de préférence des légumineuses, du quinoa, des patates douces, du riz complet, qui sont particulièrement bien tolérés) et de viande, de poisson, d'œufs ou de tofu, en petites quantités. Assaisonnez avec un peu d'huile d'olive ou de colza et terminez par un laitage, un fruit frais ou une compote si vous sentez que vous avez encore faim. Écoutez-vous !

Sinon, gardez cette compote, ce fruit ou ce laitage pour la collation de l'après-midi, l'occasion de faire une pause et de recharger les battéries.

- Le soir, faites un dîner léger en étant détendu, posé et attablé. Privilégiez les légumes et les féculents sous forme de potage, de gratin, de purée... Terminez, si vous le souhaitez, par un fruit.

J'aime prendre une tisane avant de me coucher. Pour mieux digérer et bien dormir, que pouvez-vous me conseiller ?

Prendre une tisane dans la soirée est effectivement une bonne idée. Mais pas trop près du dîner et quand même un peu avant de vous coucher. Vous pouvez consommer une tisane aux vertus digestives à base de menthe, de réglisse, de romarin, de verveine. Pourquoi pas, aussi, des tisanes apaisantes avec de la passiflore, de la camomille, de la fleur d'oranger, du tilleul, de l'aubépine ? L'idéal serait de la consommer sans sucre mais, si vous ne pouvez pas vous en passer, ajoutez une cuillerée à café de miel ou de sirop d'agave.

Je consomme régulièrement des graines de lin le matin avec un fromage blanc ou saupoudrées sur mes salades et mes soupes. Je connais leur intérêt sur le plan digestif et pour la santé mais je ne sais pas comment les conserver pour qu'elles gardent tous leurs bienfaits. Où et comment dois-je les entreposer ?

Grâce à leur coque rigide, les graines de lin entières peuvent être conservées un an à température ambiante. Les graines de lin moulues sont plus fragiles. Elles ne peuvent être conservées que trois mois et à l'abri de l'air, de la chaleur et de la lumière. Pour cela, elles doivent être placées au réfrigérateur dans un récipient hermétique et non transparent.

Et les huiles ? Leur composition influence-t-elle leur mode de conservation ?

Tout à fait, parce que toutes les huiles n'ont pas la même composition en acides gras et que tous les acides gras n'ont pas la même sensibilité. Plus une huile est riche en acides gras insaturés, plus elle est fragile. Très sensibles à l'oxydation, les huiles doivent être conservées à l'abri de la chaleur, de l'air et de la lumière.
De manière générale, mieux vaut les acheter dans de petites bouteilles en verre foncé.

- Les huiles les plus fragiles sont celles de lin, d'onagre et de bourrache qu'il faut impérativement conserver au réfrigérateur et consommer dans les 2 mois suivant l'ouverture.

- Les huiles de noix, de noisettes, de germe de blé, de chanvre et de courge se porteront également mieux au réfrigérateur.

- Les huiles d'olive, de sésame, de tournesol, de coco sont bien moins fragiles et ne nécessitent pas une conservation au réfrigérateur.

J'ai entendu parler des produits lactofermentés qui seraient bons pour la digestion et la santé. En quoi cela consiste-t-il exactement et est-ce que leur réputation est fondée ?

La lactofermentation, ou fermentation lactique, est un mécanisme naturel, propre à certains aliments, qui correspond à la transformation du sucre qui les compose en acide lactique. Les yaourts et les fromages sont par exemple des produits issus de la lactofermentation du lait. De nombreux aliments peuvent être consommés lactofermentés : le chou dans la choucroute ou le kimchi, les cornichons malossol, le citron, la betterave, le kombucha, le kéfir, le miso, les sauces soja, etc.

La lactofermentation des aliments présente de nombreux intérêts pour la santé : leurs vitamines et minéraux sont conservés et leurs fibres sont solubilisées, donc particulièrement bien tolérées. C'est un procédé qui, entraînant le développement de bactéries probiotiques, favorise la digestion et participe à la bonne santé des intestins.
Je vous conseille de consommer les légumes et les jus plutôt en petites quantités et au début des repas, d'intégrer les condiments dans des préparations (le miso, le tamari et le shoyu, disponible en magasins bio ou en épiceries japonaises) et de consommer les boissons de préférence en dehors des repas (le kombucha, le kéfir).

Est-ce que les compléments alimentaires peuvent aider à digérer ? Si oui, lesquels et dans quels cas ?

Parfois l'alimentation n'est pas suffisante et prendre des compléments naturels peut être d'une aide précieuse. On trouve beaucoup de remèdes efficaces qui se fondent sur les plantes.

- Brûlures d'estomac, remontées acides : argile, poudre de fenouil, de lithotamne

- Ballonnements, flatulences : argile, charbon végétal, racine d'angélique, poudre de feuilles de romarin

- Constipation chronique, équilibrage du transit : graines de lin, artichaut, boldo

- Constipation occasionnelle : séné

- Digestion difficile : artichaut, boldo, poudre de fumeterre, curcuma, radis noir, sauge

- Diarrhées : argile, charbon végétal, poudre de baies de myrtilles

- Douleurs abdominales : racine d'angélique, poudre de fenouil, de feuilles de mélisse, de baies de myrtilles
- Nausées : poudre de fenouil, de fumeterre, de racine de gingembre
- Syndrome de l'intestin irritable : charbon végétal, poudre de fenouil
- Spasmes intestinaux : racine d'angélique, poudre de fenouil, de mélisse, de baies de myrtilles, de feuilles de romarin, de sauge

Le top 10 des conseils pour bien digérer

1 • Prenez le temps de manger et de bien mastiquer, dans une ambiance sereine et posée.

2 • Évitez les repas copieux. Préférez des petites portions à répartir dans la journée.

3 • Mangez des fruits et des légumes tous les jours. Essayez de les varier.

4 • Choisissez vos matières grasses. Privilégiez les huiles végétales, notamment l'huile de colza, la plus équilibrée en oméga-3.

5 • Cuisinez avec peu de matières grasses. Privilégiez des cuissons saines, à la vapeur, à l'eau, au four ou dans une poêle antiadhésive.

6 • Buvez suffisamment d'eau, la seule boisson indispensable, pas trop chaude ni glacée, par petites gorgées et tout au long de la journée.

7 • Faites de l'exercice aussi régulièrement que possible. Dépensez-vous, bougez !

8 • Dormez suffisamment. Les organes de votre appareil digestif se restaurent lorsque vous vous reposez.

9 • Évitez les stimulants tels que l'alcool, le café ou la nicotine mais également les boissons gazeuses et trop sucrées.

10 • Identifiez les déclencheurs de vos maux. Tout est question de tolérance individuelle. Apprenez à vous écouter et à vous connaître pour mieux gérer les aliments que vous pourriez mal tolérer.

PARTIE 2

Recettes

De plus en plus tendance, le smoothie a envahi ces dernières années les rayons des supermarchés, les bars les plus branchés, les pages recettes des magazines santé et beauté.

Mais qu'est-ce que c'est ?

Venue tout droit des États-Unis, cette boisson épaisse est un mélange de fruits et de légumes mixés à la texture onctueuse et aux saveurs subtiles. On peut la déguster telle quelle ou avec de l'eau, du jus de fruits, du lait de soja, du yaourt, de la glace pilée... On peut également y ajouter des épices, des aromates ou des herbes aromatiques pour leur saveur et leurs atouts santé.

Comment c'est fait ?

Les fruits et les légumes sont utilisés crus (donc pas dénaturés par la cuisson), broyés entiers avec leur peau (avec un maximum de fibres, de vitamines et de minéraux) et mélangés au blender ou au mixeur.

Dans un smoothie, on retrouve ainsi tous les éléments nutritifs naturellement présents dans les fruits et les légumes utilisés : les nutriments, les micronutriments et les fibres (solubles ET insolubles).

Puisque les fibres insolubles sont conservées, boire un smoothie entraîne presque le même travail de digestion que si vous aviez mangé des fruits ou des légumes entiers.

Néanmoins si vous souffrez de troubles digestifs qui nécessitent une consommation réduite de crudités, il ne faut pas en abuser.

Vous pouvez préparer des smoothies plus doux pour le système digestif en privilégiant des ingrédients riches en fibres solubles, moins irritantes : figue, pomme, poire, coing, banane, orange, pamplemousse, haricot vert, carotte, pomme de terre, petit pois, panais.

Et par rapport à un jus ?

Les jus sont généralement obtenus grâce à un extracteur ou une centrifugeuse qui permettent de séparer d'un côté la pulpe (qui contient les fibres insolubles) et de l'autre le jus (qui contient les fibres solubles).

Dans un jus, on ne retrouve donc plus les fibres insolubles ni une bonne partie des vitamines et des minéraux qui se trouvent dans la pulpe et la peau.

Souvenez-vous par ailleurs que plus les aliments sont solides, plus le travail de mastication et de digestion prend du temps, plus l'assimilation des nutriments et des micronutriments est lente et progressive. Et inversement.

Beaucoup plus liquides que les smoothies et sans fibres insolubles, les jus sont donc plus vite digérés et assimilés. Le sucre qu'ils contiennent va passer dans le sang à vitesse grand V, faire grimper la glycémie et la sécrétion d'insuline associée. Vous aurez faim plus vite et ne serez pas « calés ».

Par contre, sur le plan digestif, vous n'aurez aucune difficulté à les supporter.

Et les *green smoothies* ?
Vous remarquerez que les smoothies les plus fréquents sont réalisés à base de fruits. C'est dommage, parce qu'un mélange fruits-légumes a pourtant l'avantage d'être moins riche en sucres et en calories. Pensez-y !

Pour faire le plein de vitamines et de minéraux sans pour autant consommer trop de sucres et de calories, adoptez le réflexe « *green smoothies* ». Comme leur nom l'indique, ils sont principalement composés de légumes verts feuillus aux incroyables vertus. Ils sont riches en vitamines, en phytonutriments et en fibres, parfois aussi en protéines, en fer, en calcium et en bons acides gras.

Les micronutriments sont des petits éléments très fragiles. Ils sont sensibles à l'air, à la lumière et à la chaleur. Consommez vos smoothies rapidement après préparation, idéalement dans les 10 minutes, pour éviter qu'ils ne perdent tous leurs bienfaits !

Je vous laisse maintenant découvrir quelques recettes de smoothies, étudiées pour être bien tolérées.

Selon leur couleur, les végétaux sont plus ou moins riches en certains composés antioxydants dont les bienfaits sont différents.

Je vous invite à découvrir cela tout de suite. Puis, à partir de cette base, n'hésitez pas à varier les associations selon vos goûts, vos envies, les occasions et les saisons. Laissez libre cours à votre imagination mais ne cherchez pas à vous lancer dans des recettes trop compliquées ! Il n'y a souvent rien de mieux que la simplicité.

Les légumes verts feuillus

- **Les verdures douces : amarante, blette, endive, épinard, laitue, mâche, pourpier**
- **Les verdures piquantes : cresson, roquette**
- **Les fanes de légumes bio : betterave, navet, panais, radis**
- **Les crucifères : chou, chou de Bruxelles, chou chinois, chou kale, chou cavalier**
- **Les fines herbes : aneth, basilic, coriandre, menthe, persil**
- **Les herbes sauvages : ortie, oxalide, pissenlit, plantain**

Mes Veggie Smoothies

Veggie Smoothie Vert émeraude

VERSION SUCRÉE

Ingrédients
1 banane
2 kiwis
1 citron jaune
1 mangue mûre
20 cl de lait d'amande ou de coco

VERSION SUCRÉE-SALÉE

Ingrédients
1 poignée de feuilles d'épinard frais
50 g de céleri
½ courgette
½ concombre
½ pomme
½ banane
75 ml d'eau
Coriandre
Curcuma

Veggie Smoothie Jaune impérial

VERSION SUCRÉE

Ingrédients
1 banane
1 orange
1/3 de mangue
1/3 d'ananas frais
1 citron vert

VERSION SUCRÉE-SALÉE

Ingrédients
1 avocat
1 courgette jaune
1 citron jaune
1 mangue bien mûre
20 cl de lait d'amande

Le top des fruits et des légumes verts

Concombre, épinard, laitue, mâche, roquette, persil, chou, chou kale, avocat, courgette, céleri, citron, citron vert, pomme, poire, raisin

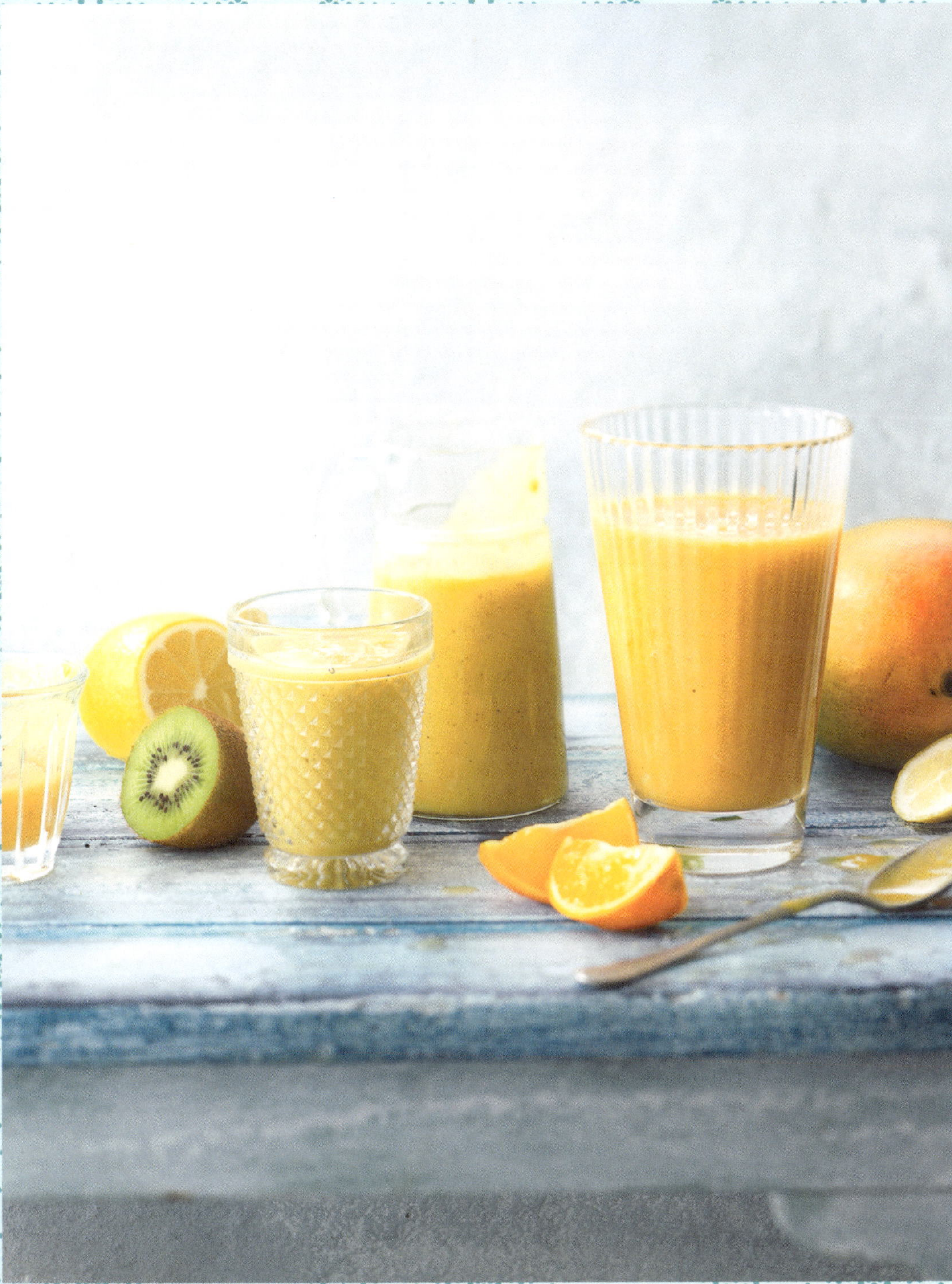

Veggie Smoothie Orange Sunset

VERSION SUCRÉE

Ingrédients
1 banane
1 mangue
1 orange
1 poire

VERSION SUCRÉE-SALÉE

Ingrédients
100 g de carottes
1 orange
1 c. à c. de sirop d'agave
1 c. à c. d'huile de sésame
1 petit morceau de gingembre
Coriandre fraîche
Sel, poivre

Le top des fruits et des légumes jaune-orangé

Poivron jaune, courge, courgette jaune, carotte, citrouille, potiron, patate douce, banane, abricot, mangue, ananas, orange, mandarine, clémentine, pêche jaune, mirabelle, melon

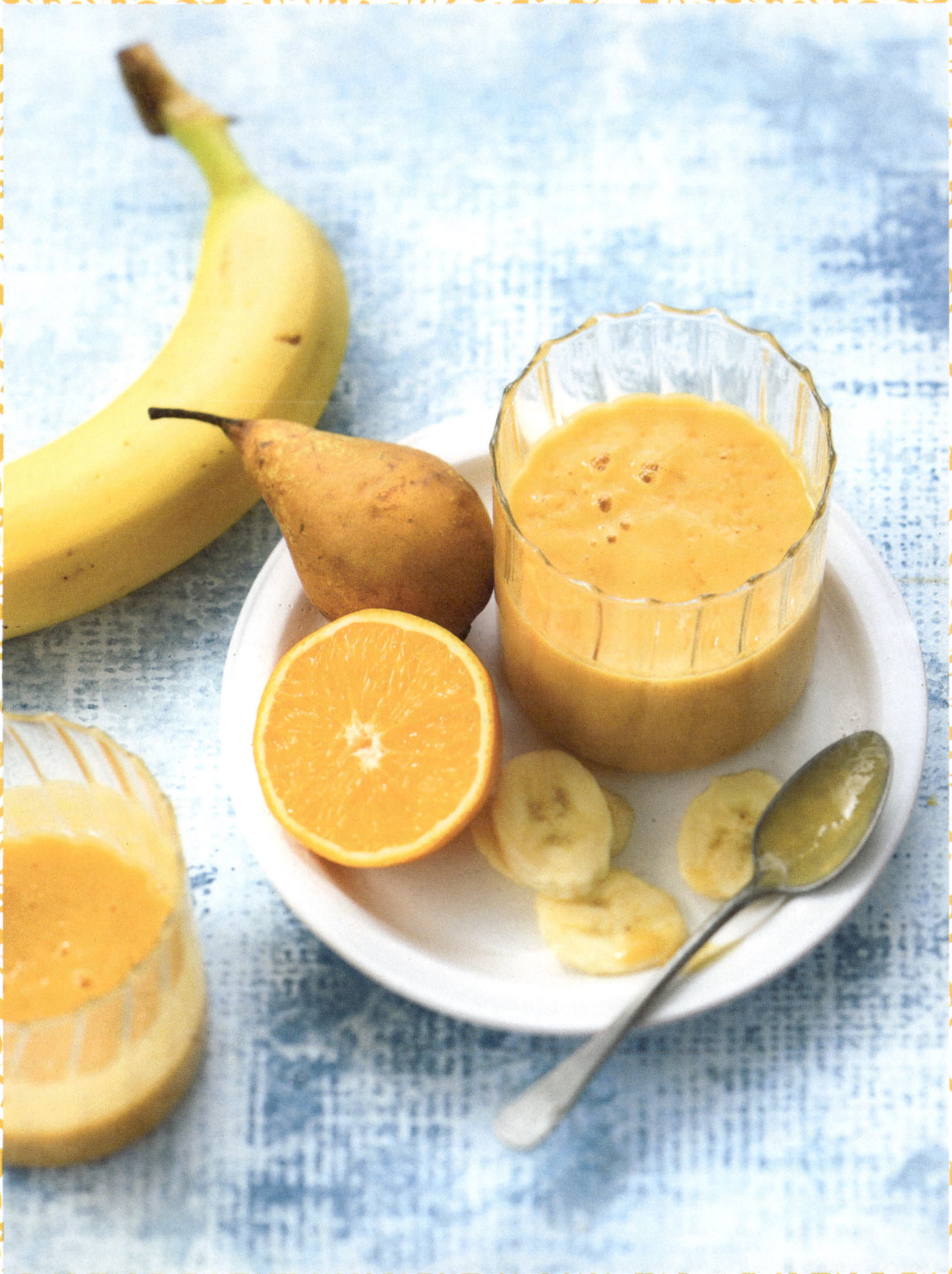

Mes Veggie Smoothies

Veggie Smoothie Prune violine

VERSION SUCRÉE

Ingrédients
1 banane
3 prunes
125 g de myrtilles
½ concombre
125 g de laitue
20 cl d'eau

VERSION SUCRÉE-SALÉE

Ingrédients
2 betteraves rouges cuites
1 c. à c. de sucre en poudre
2 c. à s. de vinaigre balsamique
1 c. à s. d'huile d'olive
20 cl de lait de soja
Sel, poivre

LE TOP DES FRUITS ET DES LÉGUMES VIOLETS

Betterave, carotte violette, chou rouge, aubergine, fraise, framboise, myrtille, baies d'açaï, cassis, cerise, mûre, prune, pruneaux

Veggie Smoothie Rose girly

VERSION SUCRÉE

Ingrédients
1 banane
1 barquette de framboises (125 g)
1 barquette de fraises (125 g)
1 pot de « yaourt » de soja aux fruits rouges

VERSION SUCRÉE-SALÉE

Ingrédients
1 betterave cuite
Le jus de 1 orange
1 barquette de framboises (125 g)
20 cl de lait de soja

LE TOP DES FRUITS ET DES LÉGUMES ROUGE-ROSÉ

Betterave, carotte violette, chou rouge, tomate, fraise, framboise, myrtille, cerise, mûre, grenade, groseille, litchi, pastèque

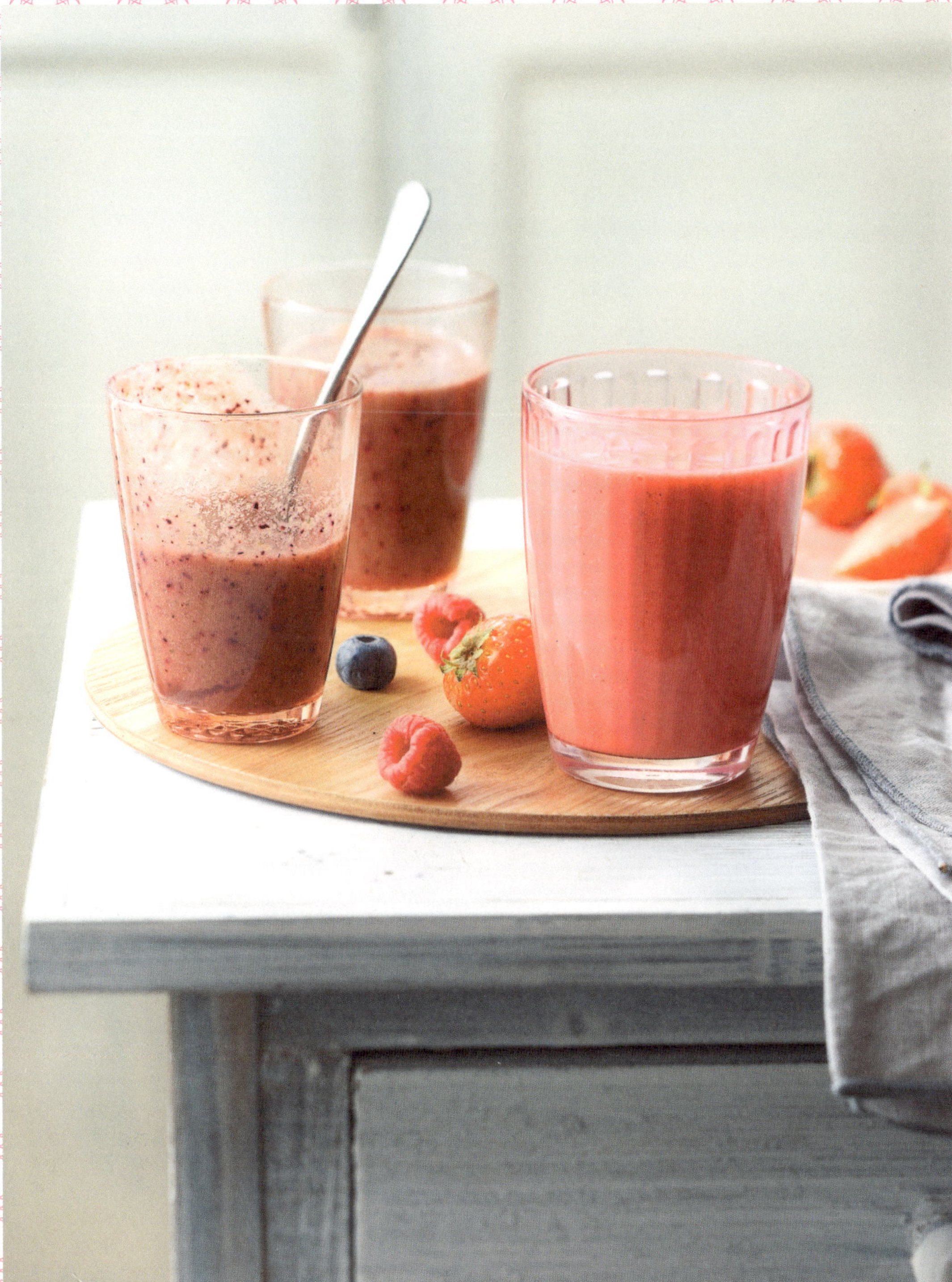

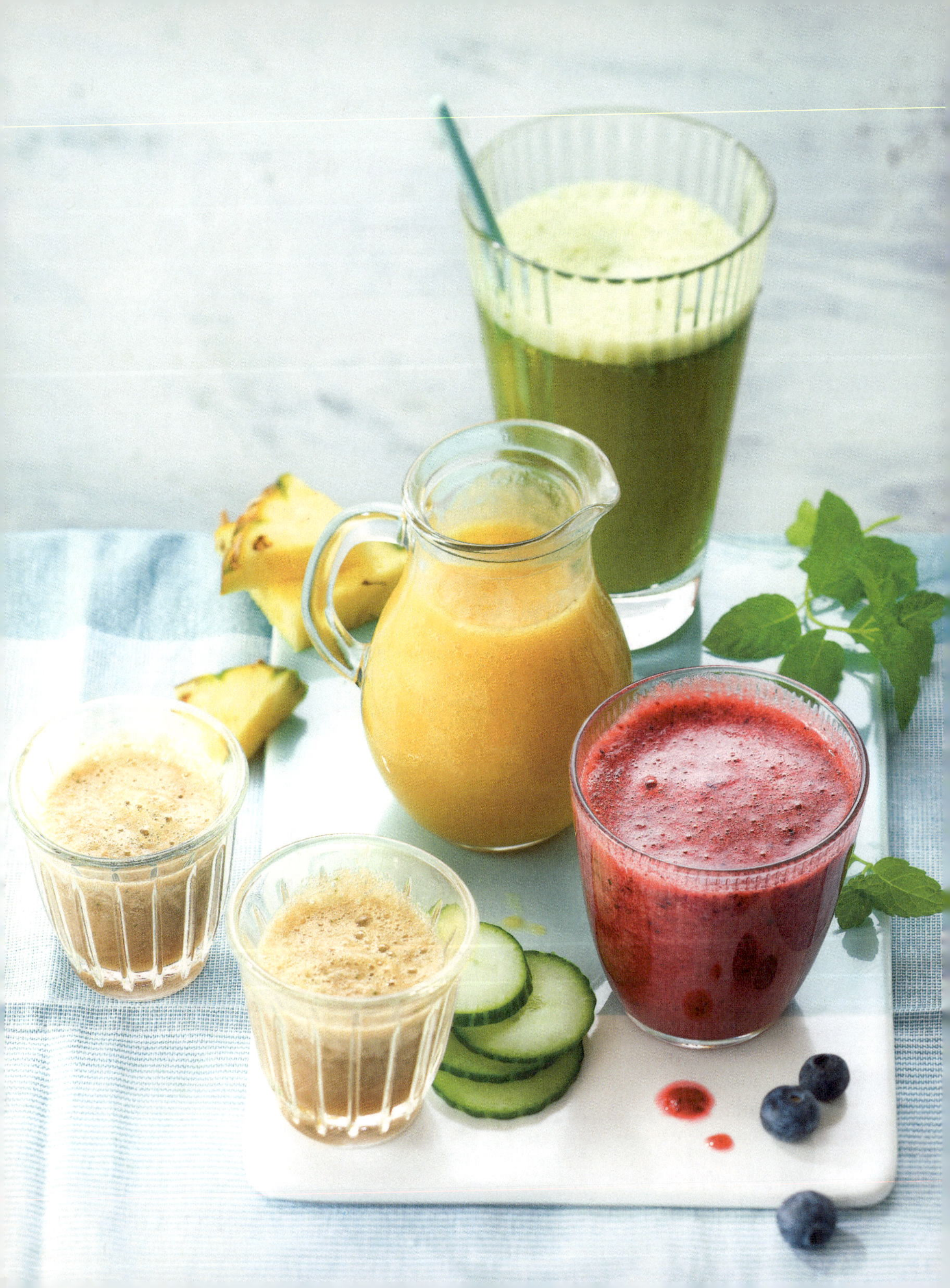

Mes digest cocktails

BIEN-ÊTRE REVITALISANT

Ingrédients
50 cl d'eau
1 sachet de tisane de menthe poivrée
1 sachet de thé vert
125 ml de jus de mangue
100 g d'ananas
Quelques feuilles de menthe fraîche (décoration)
1 rondelle de citron (décoration)

- Dans 50 cl d'eau frémissante, faites infuser 1 sachet de thé vert et 1 sachet de tisane de menthe poivrée pendant 5 minutes. Retirez les sachets et réfrigérez pendant 30 minutes.
- Dans un blender, mélangez l'infusion, le jus de mangue et l'ananas frais coupé en dés.
- Versez dans un verre accompagné de quelques glaçons, de feuilles de menthe et d'une rondelle de citron.

BIEN-ÊTRE ÉNERGISANT

Ingrédients
250 ml de jus de cranberry
Jus de 1 citron vert
½ pomme Granny Smith
10 g de gingembre frais
125 g de myrtilles
1 c. à s. de miel
1 tranche de carambole (décoration)

- Pelez et hachez le gingembre. Coupez la demi-pomme en dés.
- Dans un blender, mélangez le jus de cranberry, le jus de citron vert, les dés de pomme, les myrtilles, le miel et le gingembre haché.
- Remplissez un verre avec de la glace pilée et versez le cocktail. Décorez avec une tranche de carambole.

BIEN-ÊTRE RELAXANT

Ingrédients
1 banane
½ concombre
Jus de ½ citron vert
250 ml de jus de cranberry
1 c. à c. de cassonade

- Pelez et découpez le concombre et la banane en rondelles.
- Dans un blender, mélangez le jus de cranberry, le jus de citron, les rondelles de banane et de concombre ainsi que la cuillerée de sucre.
- Remplissez un verre avec de la glace pilée et versez le cocktail.

BIEN-ÊTRE REPOSANT

Ingrédients
50 cl d'eau
1 sachet de tisane de verveine
1 sachet de tisane de camomille
1 c. à c. de cassonade
Jus de ½ citron vert
Quelques feuilles de menthe fraîche 1 rondelle de citron vert (décoration)

- Dans 50 cl d'eau frémissante, faites infuser les sachets de tisane. Retirez-les de la casserole et réfrigérez pendant 30 minutes.
- Dans un blender, mélangez l'infusion, le jus de citron, les feuilles de menthe et le sucre.
- Dans un verre rempli de glace pilée, versez le cocktail et décorez avec quelques feuilles de menthe et une rondelle de citron vert.

Salade d'avocat, crevettes et poire

À la base de cette recette, des ingrédients sélectionnés pour leur complémentarité : des vitamines A, C, E et du groupe B, du fer, du phosphore, du magnésium, du zinc et des acides gras insaturés...

Ingrédients pour 4 personnes

20 grosses crevettes décortiquées
2 avocats bien mûrs
100 g de laitue
2 poires bien mûres
1 c. à s. de jus de citron
2 c. à s. d'huile de noix
Crème de balsamique
Fleur de sel, poivre

Effeuillez la laitue et prenez-en quelques feuilles. Lavez-les dans l'eau bien fraîche. Essorez puis enlevez les côtes. Superposez les feuilles sans les écraser. Enroulez-les et détaillez-les en chiffonnade en coupant tous les centimètres environ.

Coupez les avocats en deux, retirez le noyau puis évidez-les. Découpez la chair en petits cubes réguliers. Arrosez de jus de citron pour éviter qu'ils ne noircissent. Réservez au frais. Lavez et épluchez les poires puis coupez-les en petits cubes. Citronnez-les.

Dans un saladier, disposez les feuilles de laitue finement découpées puis ajoutez les cubes d'avocat et de poire. Garnissez avec les crevettes. Assaisonnez d'une pincée de poivre et de fleur de sel, d'un filet d'huile de noix et de crème de balsamique.

LE + NUTRITION : **En plus de sa saveur si parfumée, l'huile de noix est une huile de haute qualité nutritionnelle de par sa richesse en vitamine E et en acides gras oméga-3. Choisissez-la de préférence vierge, bio et de première pression à froid.**

ASTUCE **La laitue est une salade plutôt bien tolérée même si vous avez les intestins sensibles. Vous pouvez la consommer crue mais en petite quantité et bien découpée. La servir en chiffonnade permet d'améliorer sa digestibilité.**

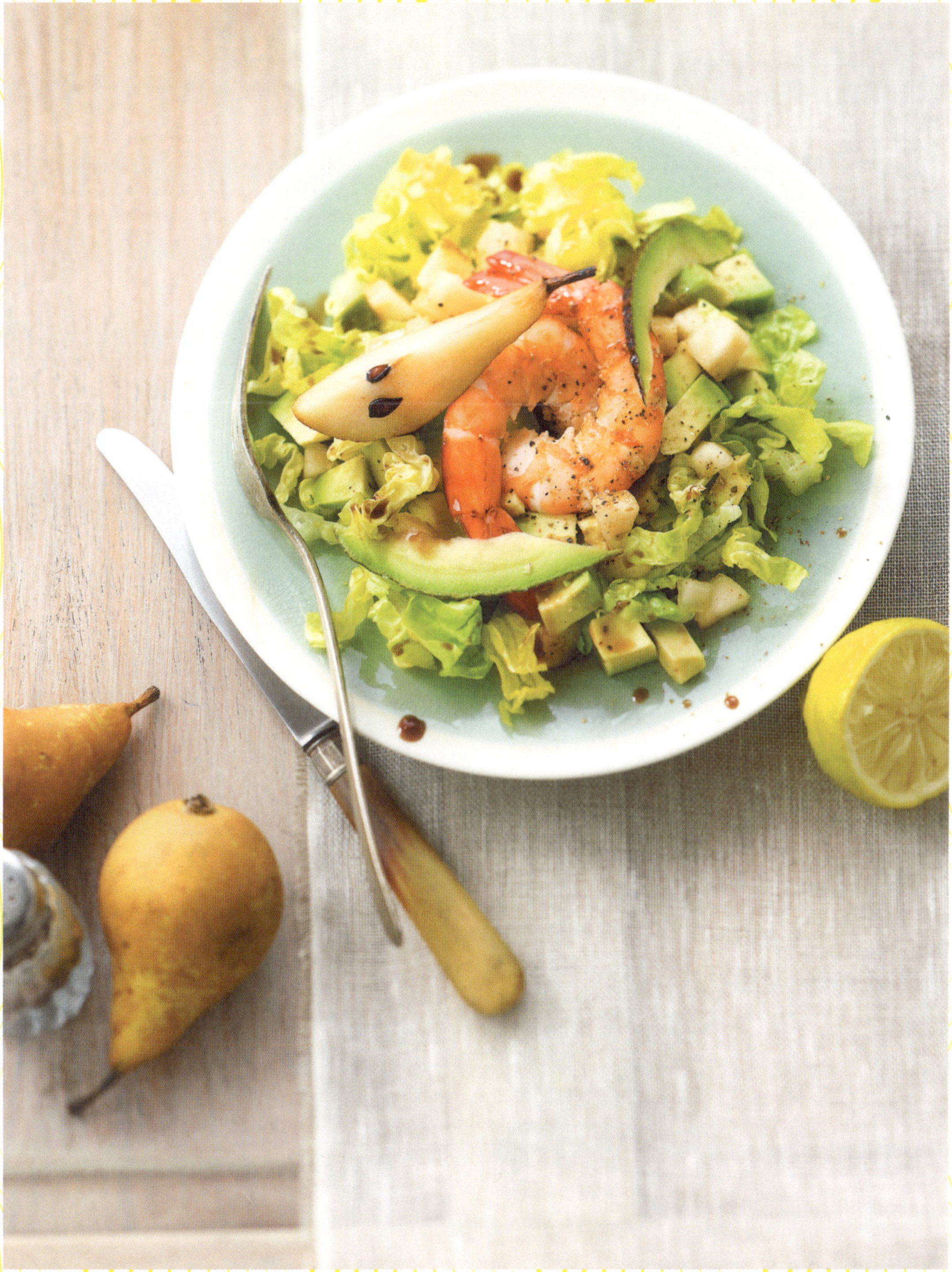

Taboulé de quinoa aux petits pois

De par sa richesse en protéines de bonne qualité, en glucides complexes et en micronutriments, notamment le fer, le cuivre et le magnésium, le quinoa, « la graine sacrée des Incas », constitue un aliment santé de choix.

Ingrédients pour 4 personnes

200 g de quinoa
100 g de petits pois frais
100 g de feta
2 c. à s. d'huile de noix
Le jus de 1 citron
3 branches de persil
1 branche de coriandre
½ bouquet de ciboulette
Quelques feuilles de menthe
Sel, poivre

Rincez le quinoa dans une passoire, sous un filet d'eau. Mettez-le dans une casserole, ajoutez deux fois son volume d'eau et portez à ébullition. Laissez cuire 15 minutes jusqu'à ce qu'il soit tendre. En fin de cuisson laissez-le gonfler quelques minutes puis refroidir.

Portez un grand volume d'eau à ébullition et plongez-y les petits pois. Laissez cuire 5 minutes. Rincez-les à l'eau froide puis égouttez-les dans une passoire.

Découpez la feta en petits cubes réguliers. Lavez soigneusement et ciselez toutes les herbes aromatiques.

Mélangez dans un saladier les petits pois et les herbes, le jus de citron et l'huile de noix. Salez, poivrez et ajoutez le quinoa refroidi. Mélangez, disposez les cubes de feta et rectifiez l'assaisonnement si besoin.

LE + NUTRITION : **Composé à 70 % de glucides, le quinoa est un féculent mais, contrairement aux céréales, il est riche en protéines de bonne qualité. C'est le seul aliment d'origine végétale, avec le soja, qui contient tous les acides aminés essentiels. Par ailleurs, il ne contient pas de gluten, ce qui permet aux personnes intolérantes d'en consommer sans problème.**

ASTUCE **Le quinoa conserve même après cuisson son petit côté croquant. Le mélange petits pois-quinoa est excellent. Si vous avez envie d'un rendu plus tendre, vous pouvez remplacer les petits pois par de l'avocat.**

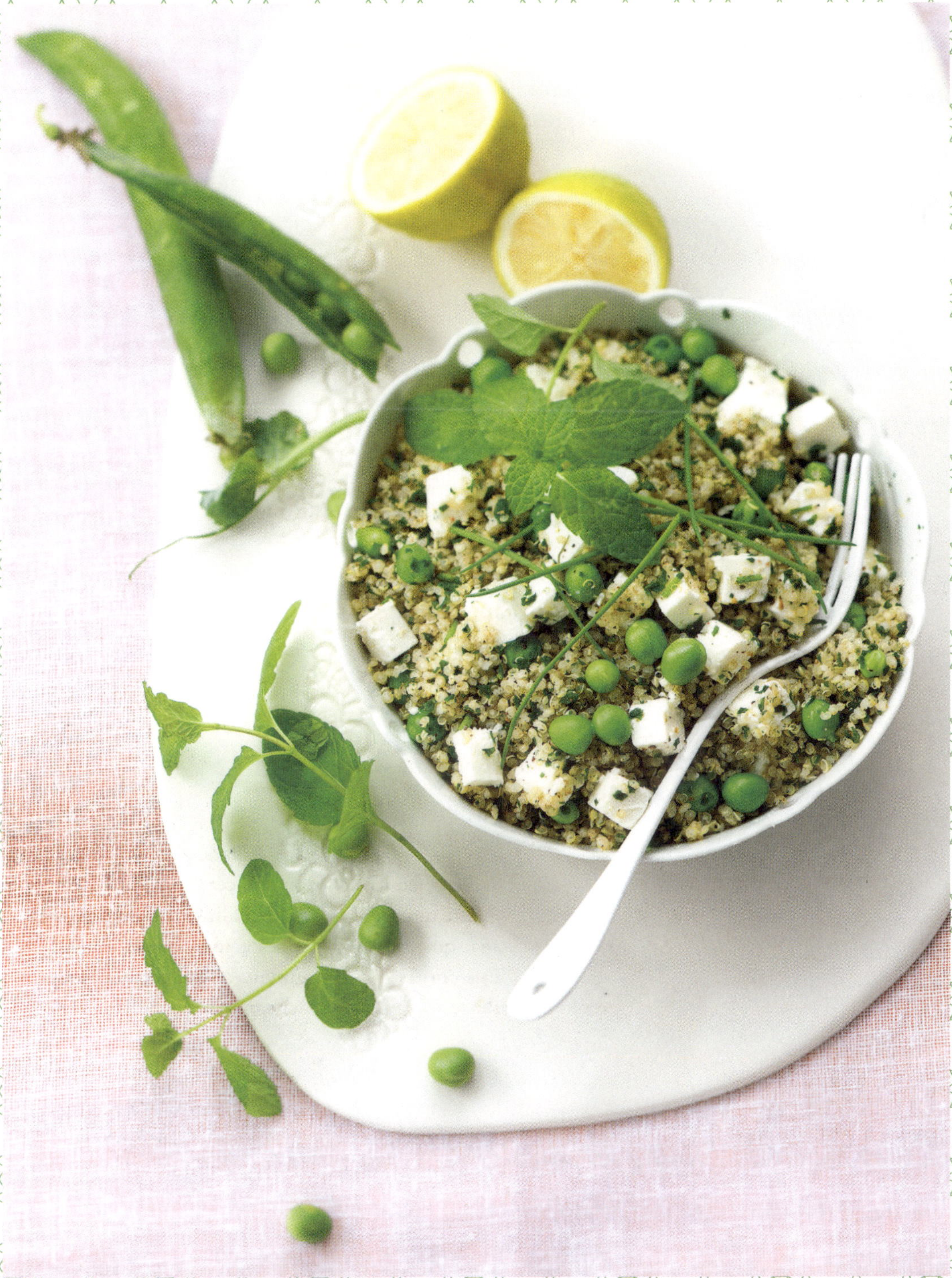

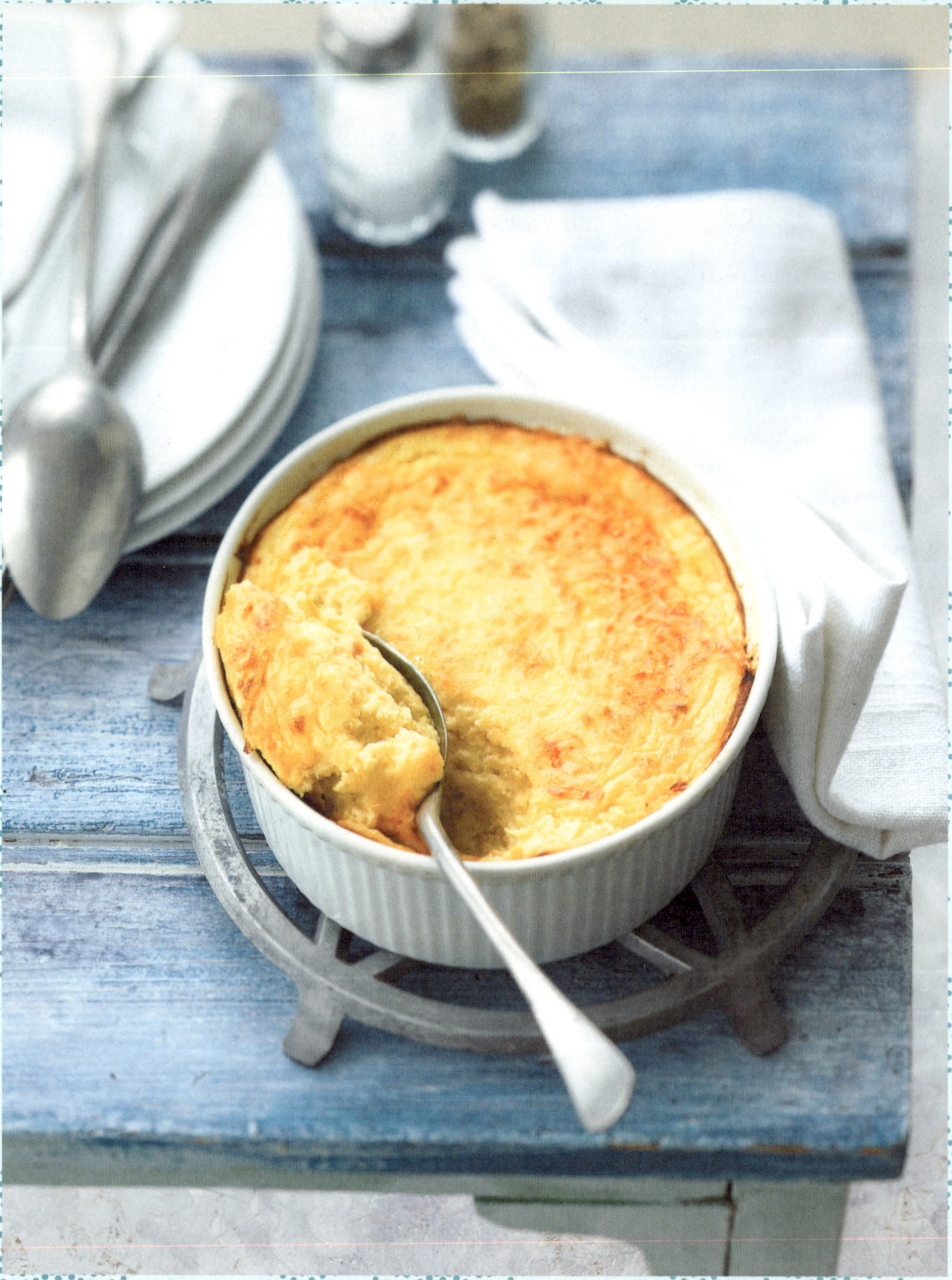

Flan de courgettes jaunes

Si vous n'oubliez pas de les peler et de les épépiner, les courgettes comptent parmi les légumes les plus faciles à digérer. Leurs fibres solubles sont particulièrement douces. Une cuisson suffisamment longue contribue à les attendrir davantage.

Ingrédients pour 4 personnes

800 g de courgettes jaunes
100 g de fromage blanc à 0 % ou à 20 % de matières grasses
70 g d'emmental râpé
2 œufs
1 pincée de noix de muscade
1 noisette de beurre
Sel, poivre

Commencez par peler et épépiner soigneusement les courgettes. Faites-les cuire à la vapeur puis égouttez-les délicatement avant de les passer au mixeur.

Dans un saladier, ajoutez aux courgettes mixées le fromage blanc, les œufs, le fromage et la muscade. Salez et poivrez légèrement.

Beurrez un plat allant au four et versez la préparation. Enfournez à 200 °C (th. 6-7) pendant 20 minutes.

LE + NUTRITION : **La cuisson vapeur constitue le moyen idéal pour cuire suffisamment les aliments afin de faciliter leur digestion tout en conservant leur saveur, leur aspect et une grande partie de leurs micronutriments.**

ASTUCE **Comme les courgettes, les aubergines pelées et épépinées sont très bien tolérées sur le plan digestif. Pour varier cette recette, vous pouvez remplacer la courgette par de l'aubergine, ou associer les deux.**

Velouté de potiron
à la châtaigne

Voici une soupe toute douce particulièrement agréable à déguster quand il commence à faire froid dehors ! De quoi se réchauffer et faire le plein de vitamines. Le potiron contient des fibres naturellement tendres, non irritantes. Toujours consommées cuites, souvent moulinées ou mixées, elles sont très bien tolérées.

Ingrédients
pour 4 personnes

800 g de potiron
2 carottes
1 cube de bouillon de volaille
Une dizaine de châtaignes fraîches ou en bocal + quelques brisures (pour la décoration)
1 c. à c. d'huile d'olive
1 c. à s. de crème légère
Sel, poivre

Faites bouillir les châtaignes dans l'eau pendant 15 minutes et épluchez-les. Épluchez le potiron puis ôtez les graines à l'aide d'une cuillère. Lavez et épluchez les carottes. Coupez le potiron et les carottes en petits dés.

Dans une poêle, faites revenir le potiron, les châtaignes et les carottes dans de l'huile d'olive pendant 5 minutes. Arrosez avec de l'eau et émiettez le cube de bouillon. Couvrez et laissez cuire une trentaine de minutes.

Mixez, ajoutez la crème, salez, poivrez et servez avec des brisures de châtaignes.

LE + NUTRITION : **L'action stimulante des fibres du potiron sur le transit intestinal est accentuée par la présence de mannitol, un sucre complexe aux propriétés légèrement laxatives. Consommer du potiron est un moyen naturel de lutter contre la constipation.**

ASTUCE **Si vous avez du mal à supporter la crème fraîche, même légère, vous pouvez la remplacer par du lait d'amande ou de la crème de soja. D'origine végétale, ce sont des matières grasses moins riches, dépourvues de cholestérol et plus digestes.**

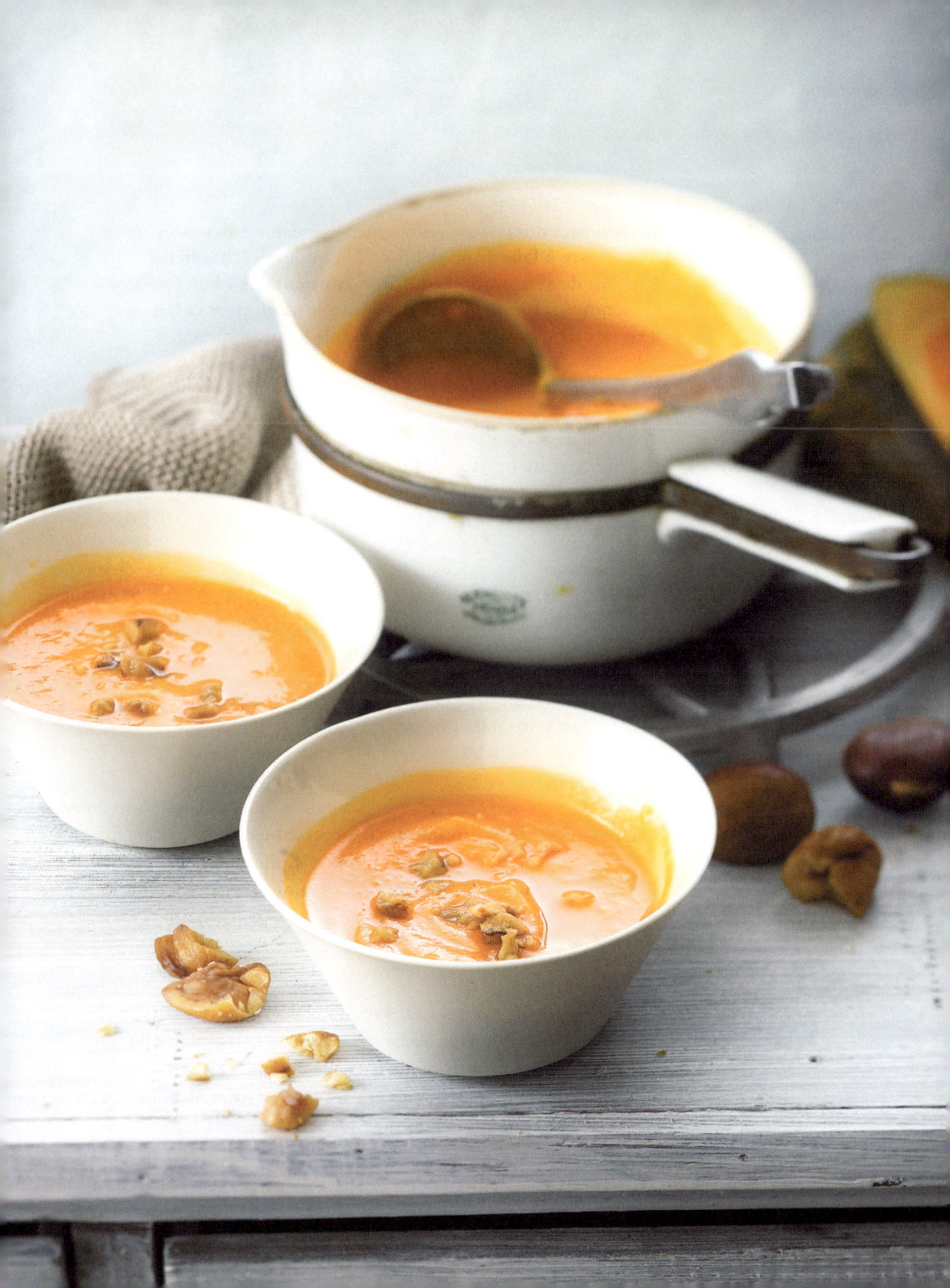

Salade de mâche, betterave et œuf mollet

Voici une petite entrée tout simple, colorée et facile à réaliser. La mâche, aussi appelée « doucette », est une salade aux feuilles tendres, donc bien tolérées. Mâche et betterave sont riches en vitamines antioxydantes (vitamines C, E et bêtacarotène) particulièrement intéressantes en prévention du vieillissement cellulaire, des maladies cardio-vasculaires et de certains cancers.

Ingrédients pour 4 personnes

200 g de mâche
1 betterave cuite
4 œufs
1 c. à c. de moutarde
1 c. à s. de vinaigre de Xérès
1 c. à s. d'huile de colza
1 c. à s. d'huile de noix
Sel, poivre

Préparez la vinaigrette en mélangeant le sel, le poivre, la moutarde, le vinaigre et les huiles. Réservez.

Lavez la mâche soigneusement. Égouttez-la délicatement. Découpez la betterave en petits dés réguliers.

Dans un saladier, disposez la mâche et les dés de betterave. Nappez de sauce vinaigrette.

Plongez les œufs délicatement dans une casserole d'eau bouillante additionnée d'un trait de vinaigre. Laissez-les cuire 7 minutes. Passez-les sous l'eau fraîche avant de les écaler. Coupez-les en deux dans le sens de la longueur et disposez-les joliment sur la salade.

LE + NUTRITION : **Les œufs sont riches en protéines d'excellente qualité et en bons acides gras si vous les choisissez issus des filières oméga-3. Blanc cuit et jaune quasiment cru, vous n'aurez aucun problème pour les digérer.**

ASTUCE **Vous pouvez agrémenter votre salade de quelques noix de Grenoble, riches en vitamine E et parfaitement équilibrées en bons acides gras oméga-6 et 3. Aliment santé par excellence, c'est la petite touche qui fera la différence !**

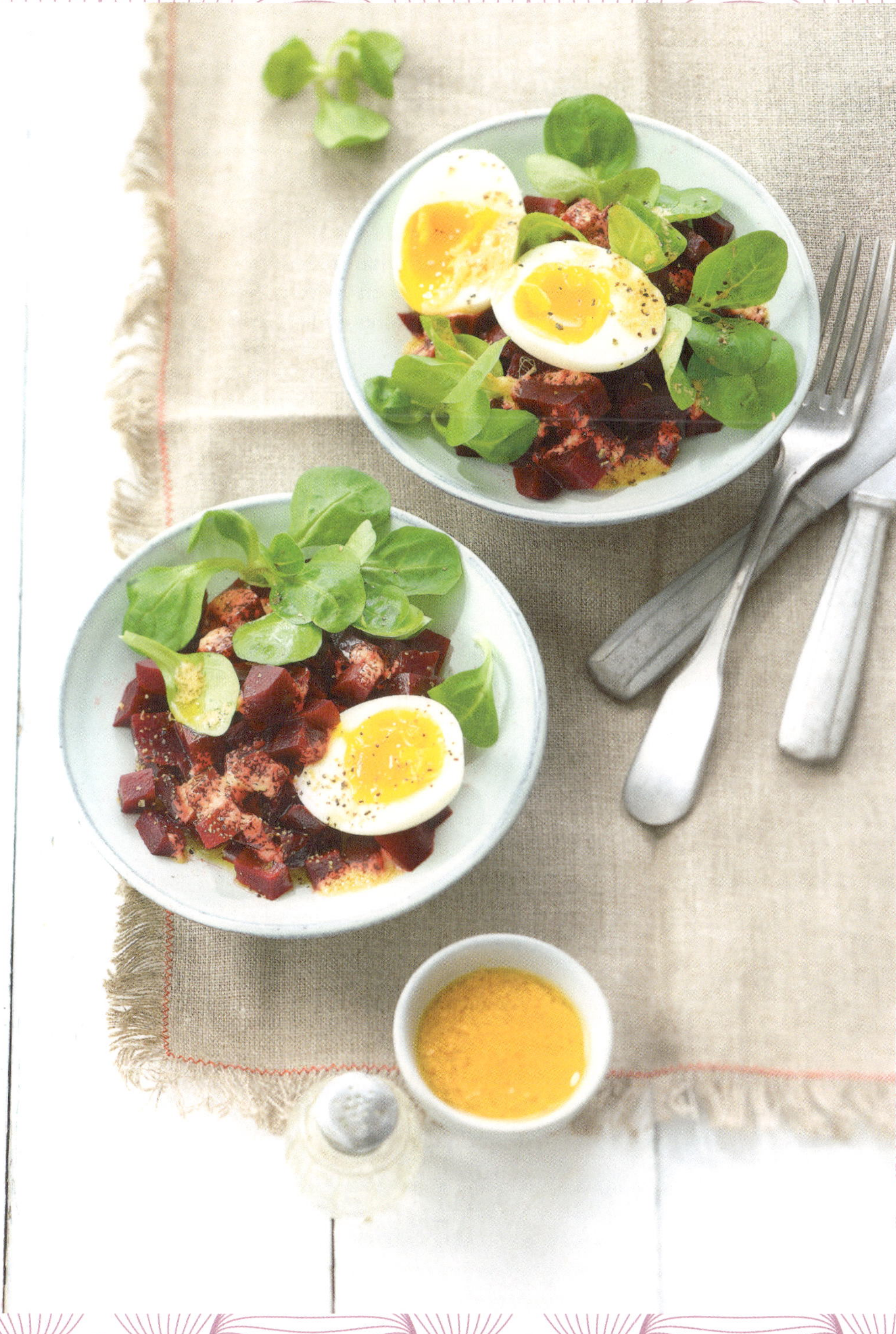

Gaspacho de carottes, coco et coriandre

La version classique du gaspacho est réalisée avec des légumes du soleil (tomates, poivrons, ail, oignon) mais ceux-ci ne sont pas toujours bien tolérés. J'ai donc eu l'idée de cette recette avec de la carotte et du lait de coco, ingrédients qui offrent une meilleure digestibilité.

Ingrédients pour 4 personnes

500 g de carottes
30 cl de lait de coco
1 bouquet de coriandre
1 pincée de gingembre en poudre
1 l d'eau.
2 noix
Sel, poivre

Lavez, pelez et découpez les carottes en rondelles.

Faites cuire les carottes dans l'eau bouillante salée pendant 30 minutes à feu moyen. À la fin de la cuisson, hors du feu, ajoutez le lait de coco, le gingembre, le sel et le poivre. Mixez.

Laissez refroidir et placez 2 heures au réfrigérateur. Ciselez la coriandre et réservez.

Servez dans des petites verrines. Parsemez la coriandre et déposez une demi-noix sur le dessus de chaque verrine.

LE + NUTRITION : **La carotte, en plus d'être digeste et bien tolérée, possède de nombreux atouts santé. Elle est riche en bêtacarotène, un antioxydant puissant qui lutte contre le vieillissement, l'apparition de maladies cardio-vasculaires et certains cancers.**

ASTUCE **Pour mieux assimiler les caroténoïdes, consommez les carottes accompagnées d'un aliment gras, comme par exemple une poignée de noix.**

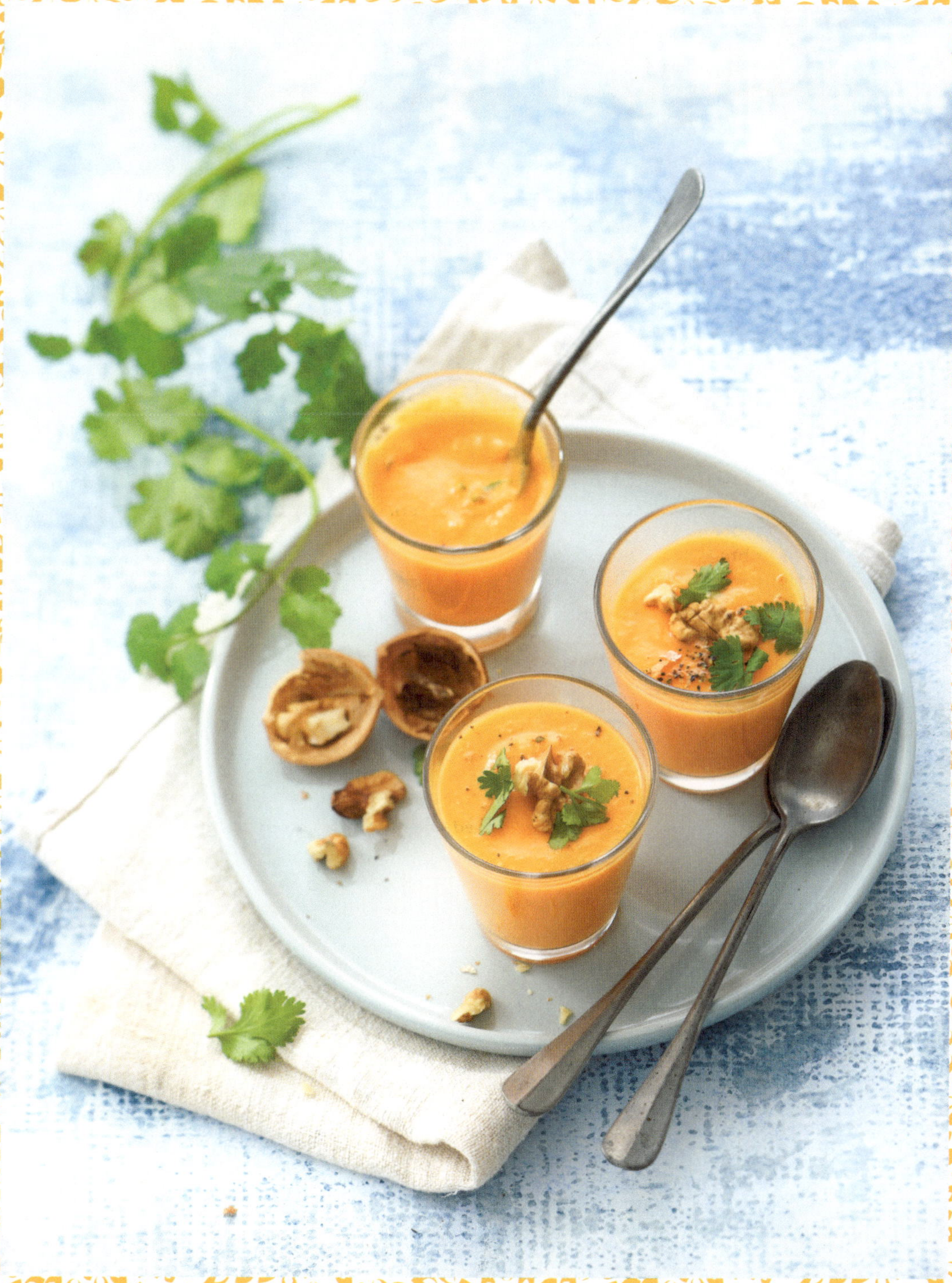

Plats

Vous trouverez dans les pages qui suivent des recettes de plats savoureux et légers, intéressants sur le plan nutritionnel et qui présentent l'avantage, sur le plan digestif, d'être particulièrement bien tolérés.

Vous constaterez que les recettes proposées sont pour la plupart :

- **des plats à base de poissons et de viandes maigres** qui contiennent peu de matières grasses et des protéines de bonne qualité, digestes et bien assimilées.
- **des plats à base de légumes** que j'ai sélectionnés pour leur type de fibres – non irritantes – et dont la consommation est recommandée.
- **des plats cuisinés sans matières grasses ou alors très peu et d'origine végétale** qui offrent une meilleure qualité nutritionnelle et une meilleure digestibilité.
- des **plats délicatement relevés** par des épices douces, notamment celles reconnues pour leurs bienfaits sur la santé.

Contrairement aux idées reçues, l'utilisation de certaines épices en cuisine est indiquée dans la prévention et le traitement des troubles intestinaux. Consommés régulièrement, les graines de fenouil, de coriandre, de cumin, de cardamome ou le gingembre frais contribuent à une meilleure santé du système digestif. Sur le plan gustatif, les épices et les aromates se marient bien entre eux. Et sur le plan nutritionnel, sachez qu'en les associant, on les absorbe mieux.
Pour leurs saveurs, leurs bienfaits, votre plaisir et votre santé, je vous conseille d'agrémenter vos plats d'épices et d'aromates variés, de ne pas hésiter à les mélanger au gré de vos envies et de vos idées.

La majorité de ces recettes peut être préparée tout au long de l'année. Préférez des produits frais de saison, de proximité ou des produits surgelés qui contrairement à ce que l'on peut parfois penser, ne perdent en aucun cas leurs qualités nutritionnelles. Pour les produits d'origine animale, essayez autant que possible de choisir des filières d'agriculture, d'élevage ou de pêche orientées « santé et développement durable », oméga-3 et biologiques, reconnues pour leur démarche nutritionnelle et environnementale.

Gratin de courgettes
au fromage de brebis

**Un gratin qui fleure bon la Méditerranée !
Des légumes verts, du fromage de brebis, des pignons de pin, de l'huile d'olive et des herbes fraîches... On retrouve dans cette recette tous les éléments de base du régime crétois. Connu et reconnu pour sa richesse en vitamines, en minéraux, en fibres et en bons gras, c'est LE modèle alimentaire santé par excellence.**

**Ingrédients
pour 4 personnes**

2 belles courgettes
200 g de fromage de brebis
30 g de parmesan râpé
2 œufs
2 c. à s. de pignons de pin
1 c. à s. d'huile d'olive
Quelques feuilles
de basilic frais
Sel, poivre

Lavez et coupez les courgettes en rondelles. Faites-les revenir à la poêle dans un peu d'huile d'olive. Mélangez les courgettes avec le basilic. Mixez le fromage de brebis. Réservez. Battez les œufs à la fourchette. Salez un peu et poivrez. Mélangez dans un saladier les courgettes, le fromage de brebis et les œufs.

Versez la préparation dans un plat à gratin légèrement huilé ou un moule en silicone. Enfournez pour 20 minutes à 180 °C (th. 6).

Quand le gratin est « pris », saupoudrez de parmesan et de quelques pignons. Passez 5 minutes sous le gril jusqu'à ce que le gratin soit doré.

LE + NUTRITION : **Les fromages de brebis sont intéressants sur le plan nutritionnel pour leur richesse en minéraux, notamment en phosphore et en calcium (impliqués dans l'entretien et le renouvellement des os), leur teneur en vitamines A et B, en oméga-3 et en protéines de bonne qualité. Comme la plupart des fromages à affinage long, ils ne contiennent plus de lactose et sont donc bien assimilés par les personnes intolérantes ou hypersensibles à ce sucre.**

ASTUCE **Pour une recette plus riche en oméga-3, remplacez l'huile d'olive par de l'huile de colza.**

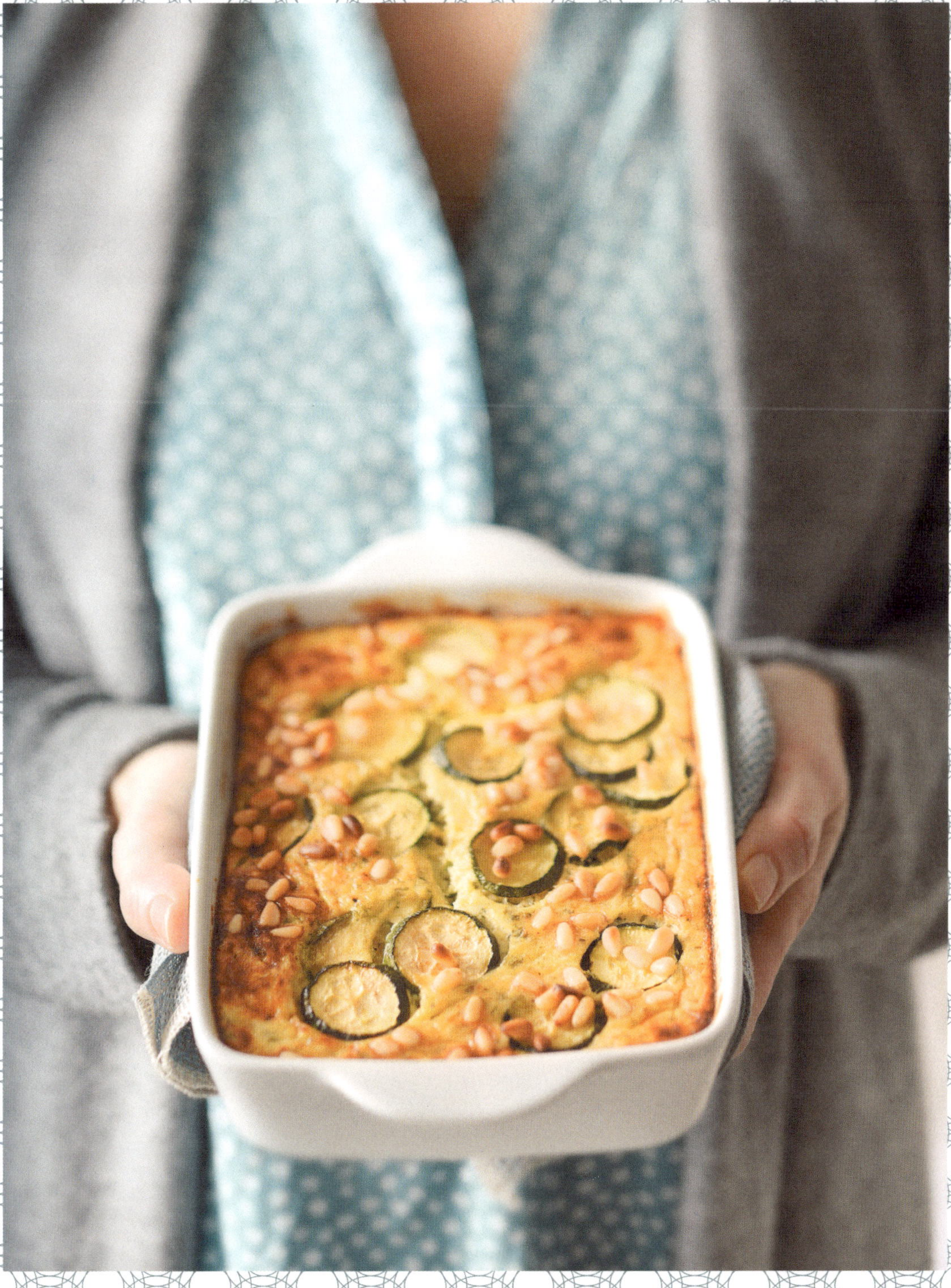

Brochettes de la mer
et mousseline de légumes

Un plat tout en finesse et en légèreté. La lotte et les fruits de mer contiennent très peu de matières grasses mais des protéines de bonne qualité, particulièrement digestes et bien assimilées. La chair des produits de la mer apporte de nombreux minéraux et oligoéléments, notamment du sélénium, du potassium, de l'iode et du phosphore.

Ingrédients pour 4 personnes

Pour les brochettes
300 g de lotte
200 g de noix de Saint-Jacques
200 g de grosses crevettes
Le jus de 2 citrons
1 c. à s. d'huile d'olive
Herbes de Provence
Fleur de sel, poivre

Pour la mousseline
500 g de haricots verts
500 g de carottes
20 g de margarine
Sel, poivre

Découpez la lotte en petits morceaux. Arrosez les morceaux de lotte, les crevettes et les noix de Saint-Jacques avec le jus de citron et l'huile d'olive. Parsemez les herbes de Provence, la fleur de sel et le poivre.

Enfilez le poisson, les crevettes et les Saint-Jacques en alternance sur de longues piques à brochettes. Faites-les cuire au barbecue, sur un gril ou sous le gril du four.

Lavez, pelez et émincez les carottes. Équeutez les haricots verts. Faites cuire les légumes à la vapeur puis égouttez-les délicatement. Passez-les au mixeur. Ajoutez une noix de margarine pour l'onctuosité et assaisonnez.

LE + NUTRITION : **Les poissons blancs, comme les fruits de mer, présentent des qualités nutritionnelles précieuses. Ils sont riches en protéines tout en étant pauvres en matières grasses ; ils sont donc digestes et peu caloriques. Afin de profiter de tous leurs bienfaits, choisissez des poissons issus de la pêche durable, de saison (frais) ou surgelés.**

ASTUCE **Vous pouvez ajouter toutes sortes d'épices à cette recette : les graines de fenouil, le cumin, le coriandre, la cardamome et le gingembre frais offrent un éventail de saveurs subtiles et sont particulièrement reconnus pour leurs vertus digestives.**

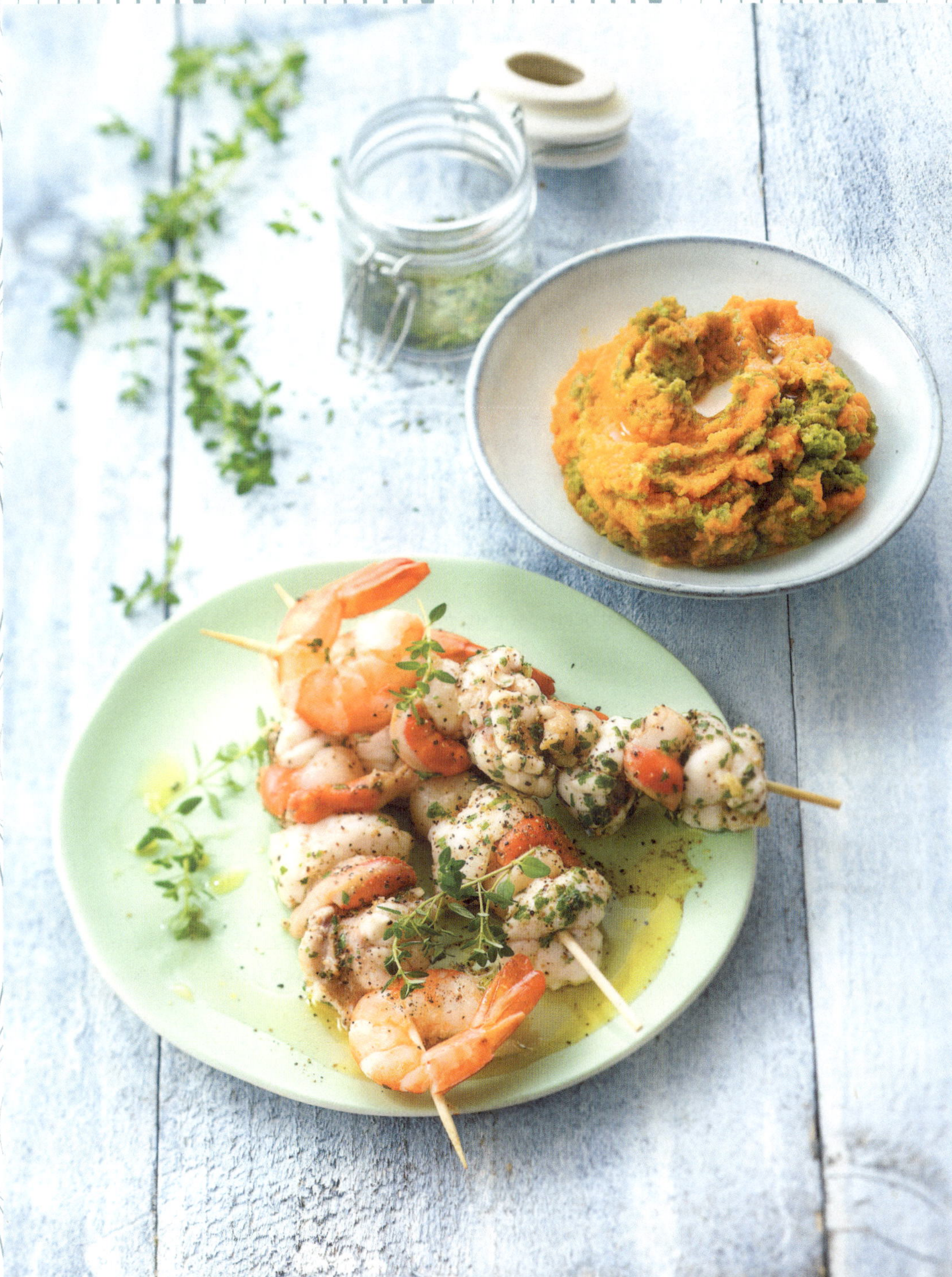

Cabillaud au lait de coco
et rattes du Touquet

Un poisson qui fond dans la bouche associé à des épices aux saveurs subtiles… Ce plat léger et savoureux est une invitation au voyage. Gingembre, citron vert, coriandre, citronnelle sont des ingrédients doux qui ne devraient pas entraîner d'inconforts. Au contraire, ils sont réputés pour leurs vertus digestives.

Ingrédients pour 4 personnes

400 g de rattes du Touquet
4 dos de cabillaud de 100 g chacun
4 feuilles de combava
50 cl de lait de coco
1 gingembre frais
1 citron vert
1 c. à s. de nuoc-mâm
1 c. à s. de coriandre en poudre
1 tige de citronnelle
Coriandre fraîche (pour la décoration)

Pressez le citron, hachez la citronnelle, râpez le gingembre et émincez les feuilles de combava.

Faites cuire les pommes de terre pendant 15 minutes dans l'eau bouillante. Épluchez-les encore chaudes, coupez-les en deux dans le sens de la longueur et réservez-les.

Dans une sauteuse ou un wok, faites revenir à feu doux, pendant 10 minutes, le lait de coco avec les épices, le citron, la citronnelle et le nuoc-mâm. Ajoutez les dos de cabillaud dans la sauteuse et faites chauffer doucement pendant une dizaine de minutes.

Servez le poisson dans sa sauce accompagné des petites pommes de terre. Décorez avec la coriandre ciselée.

LE + NUTRITION : **Le lait de coco est une bonne alternative au lait de vache ou à la crème fraîche. C'est donc un moyen d'ajouter à vos plats de la douceur et de l'onctuosité sans risque de troubles digestifs. Très riche en matières grasses, il ne faut pas en abuser.**

ASTUCE **Les pommes de terre contiennent peu de fibres pourtant, elles sont parfois dures à supporter. Pour faciliter la digestion, choisissez des variétés à chair tendre, faites-les cuire suffisamment et enlevez bien la peau avant de les consommer. Sinon remplacez-les par du potiron, c'est aussi bon !**

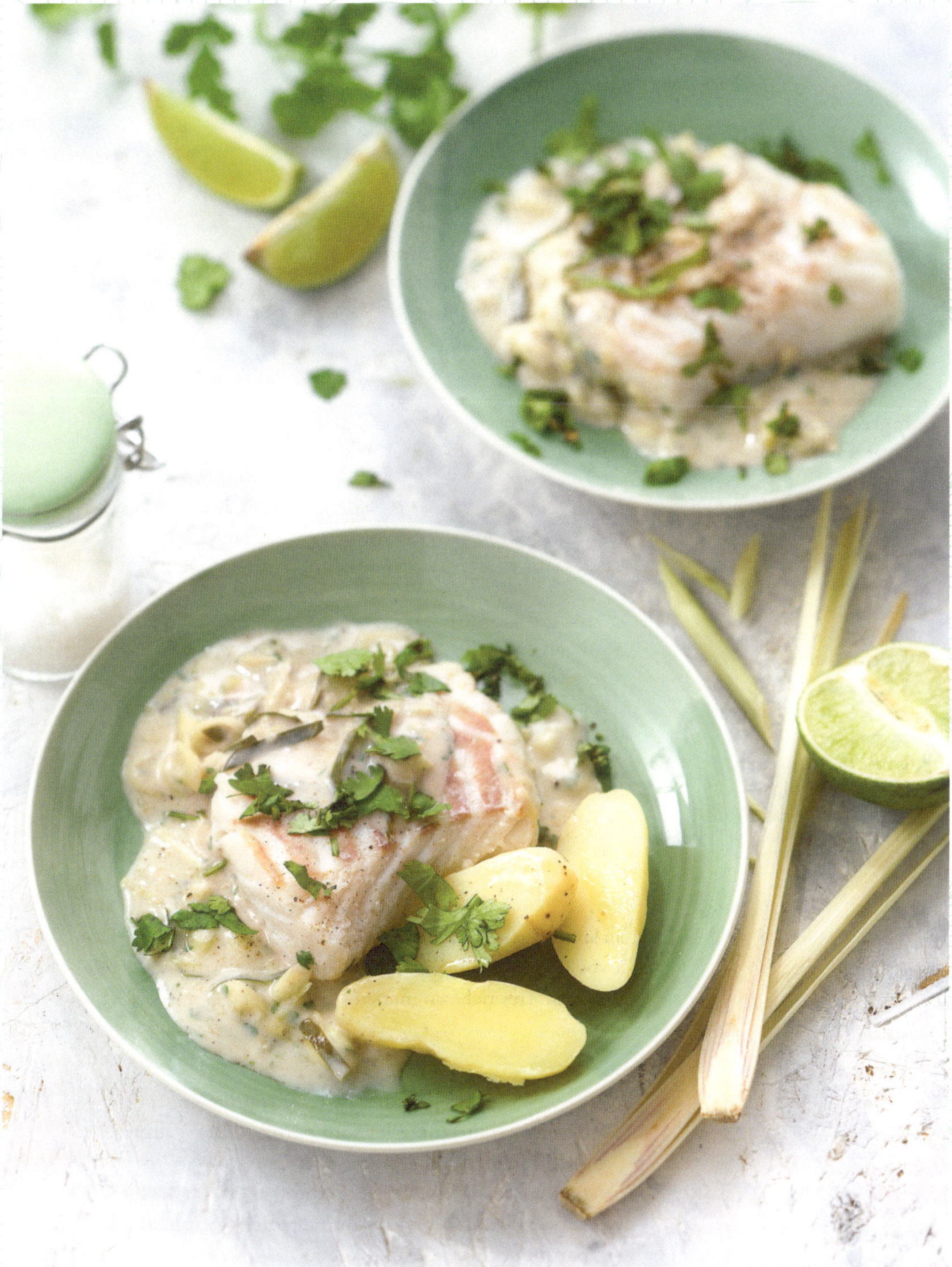

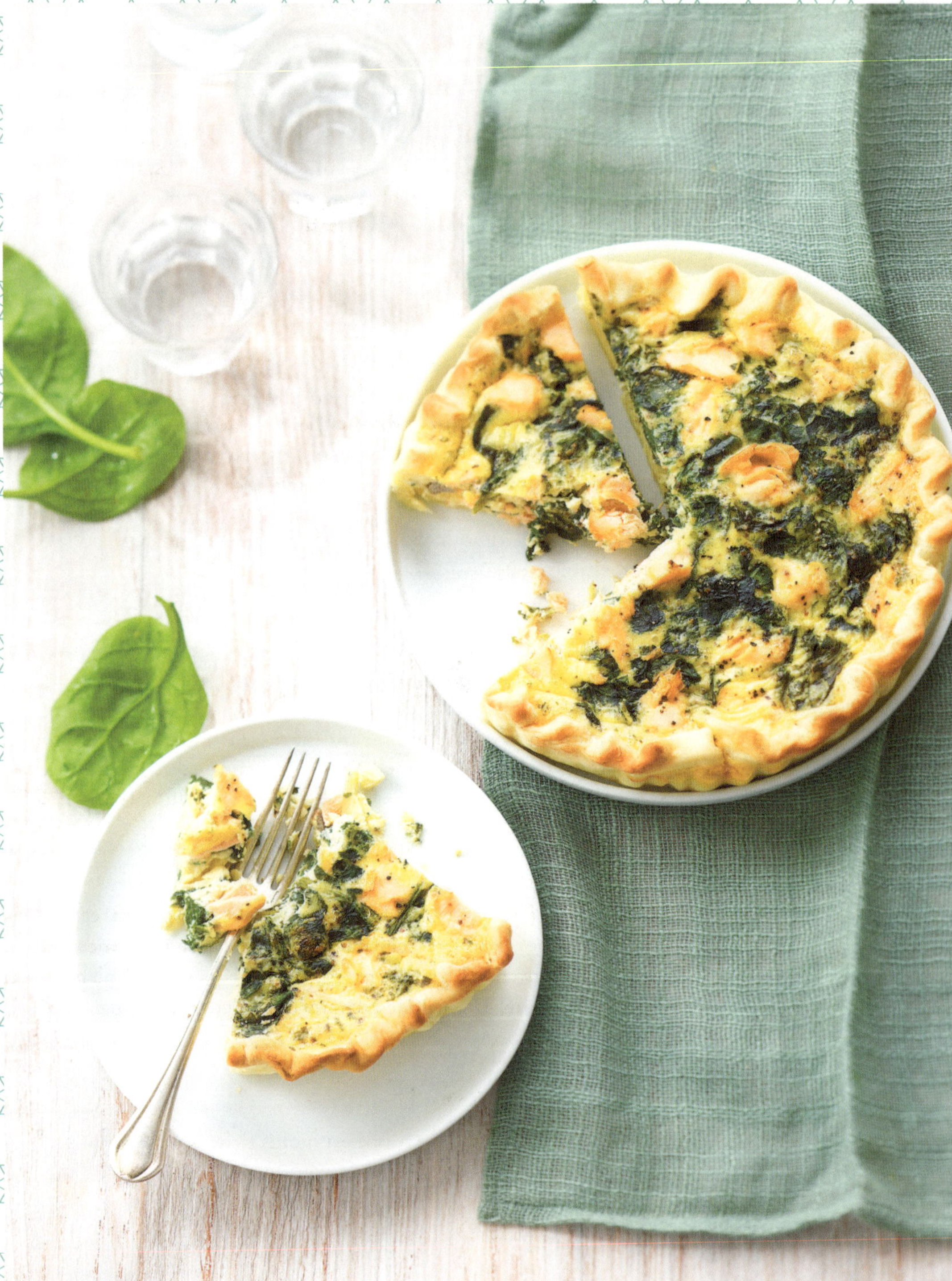

Quiche saumon-épinards

De par leur teneur en provitamine A, en vitamine C et en bien d'autres composés protecteurs, les épinards sont les légumes les plus riches en antioxydants qui soient. Ils contiennent également beaucoup de fibres non irritantes, bien tolérées et favorisant la digestion.

Ingrédients pour 4 personnes

1 pâte brisée
500 g d'épinards frais ou surgelés
300 g de saumon frais
400 ml de crème de soja semi-épaisse
4 œufs
1 c. à s. d'huile d'olive
Sel, poivre

Faites cuire les pavés de saumon à la vapeur. Arrêtez la cuisson quand les pavés sont cuits à cœur. Ôtez la nervure centrale des épinards, lavez les feuilles avec soin et essorez-les bien. Faites chauffer l'huile d'olive dans une casserole et faites-y cuire les épinards. Ils sont suffisamment cuits quand ils ne rendent plus d'eau.

Dans un saladier, mélangez les œufs et la crème de soja. Salez et poivrez. Égouttez les épinards, hachez-les et ajoutez-les à la préparation. Mélangez délicatement le tout.

Émiettez les pavés de saumon grossièrement et incorporez-les à la préparation aux épinards.

Foncez un cercle à mousse ou un moule à tarte avec la pâte et remplissez avec le mélange. Enfournez pour 45 minutes à 180 °C (th. 6). Décerclez ou démoulez soigneusement et dégustez tiède ou froid.

LE + NUTRITION : **Le saumon est un poisson gras et riche en protéines complètes, en vitamines A, B et D, en oligoéléments et, surtout, en acides gras oméga-3 bénéfiques sur le plan cardio-vasculaire. Il est donc recommandé d'en consommer 2 fois par semaine.**

ASTUCE **La pâte brisée est moins riche que la pâte feuilletée. Si vous la réalisez vous-même, remplacez le beurre par du yaourt en divisant la quantité par deux.**

Médaillon de lotte
et tagliatelles de courgette

Les courgettes épluchées et épépinées font partie des légumes les mieux supportés par les intestins. Quant à la lotte, c'est un poisson maigre, très digeste pour peu qu'on ne le cuisine pas avec trop de matières grasses. L'idée de cette recette est de relever très délicatement – grâce à l'huile d'olive, au romarin et au vinaigre balsamique – les saveurs du poisson et des courgettes sans pour autant masquer leur goût.

Ingrédients
pour 4 personnes

1 filet de lotte de 600 g
2 courgettes longues
2 c. à s. de vinaigre balsamique
1 c. à s. + 1 filet d'huile d'olive
1 branche de romarin
Fleur de sel, poivre

Dans une casserole, versez le vinaigre balsamique et faites-le réduire à feu doux. Hors du feu, ajoutez l'huile et réservez.

Effeuillez la branche de romarin et réservez. Lavez, essuyez et pelez les courgettes. Détaillez-les à l'aide d'un économe en lanières larges et fines comme des tagliatelles.

Faites-les blanchir pendant 1 minute dans une grande casserole d'eau bouillante salée. Rincez-les à l'eau glacée puis égouttez-les dans une passoire. Réservez. Détaillez le filet de lotte en 8 morceaux. Salez et poivrez.

Faites chauffer un filet d'huile d'olive dans une cocotte. Disposez les morceaux de lotte et mouillez avec un peu d'eau. Ajoutez délicatement les tagliatelles de courgettes. Faites cuire quelques minutes jusqu'à ce que la chair du poisson soit blanche. Retirez de la cocotte à l'aide d'une écumoire.

Disposez les tagliatelles dans 4 assiettes et déposez dessus les médaillons de poisson. Arrosez d'un filet de réduction de balsamique puis parsemez quelques feuilles de romarin.

ASTUCE **Pensez aux herbes aromatiques : le thym, le romarin, l'origan, le basilic, la menthe, etc. Au-delà de leurs multiples saveurs, elles sont riches en chlorophylle et en vitamines antioxydantes. Pour préserver leurs vertus, leur arôme et leur couleur, ajoutez-les à vos plats en fin de cuisson.**

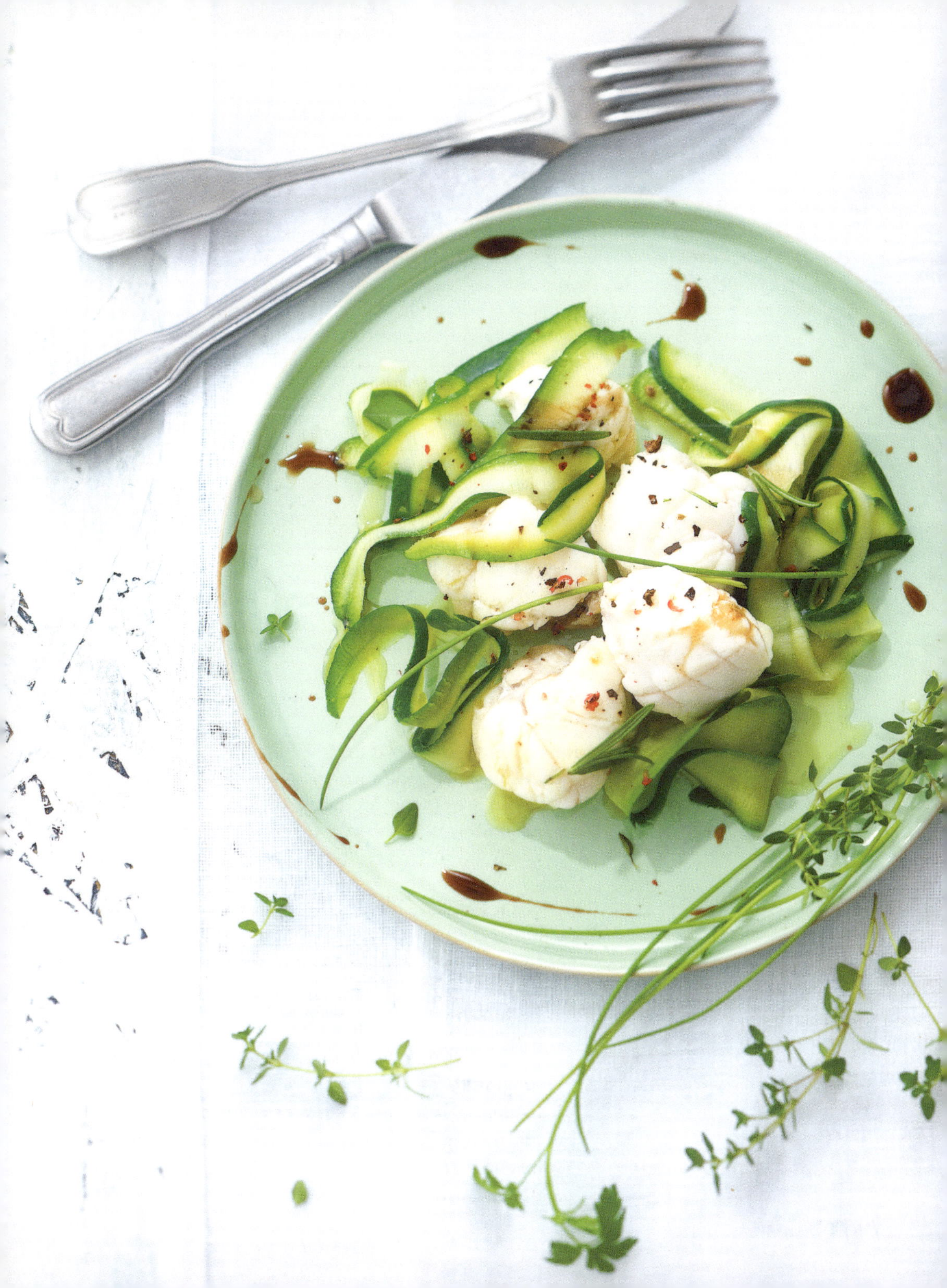

Brochettes de dinde
à l'ananas frais

Les volailles sont riches en protéines de bonne qualité mais peu grasses, surtout sans la peau. Elles sont donc particulièrement diététiques et digestes. Leur qualité dépend directement des conditions d'élevage et de production. Soyez attentif à leur origine et choisissez des filières oméga-3, bio et plein air afin d'associer bienfaits nutritionnels et environnementaux.

Ingrédients pour 4 personnes

4 blancs de dinde
1 petit ananas
20 cl de lait de soja
3 c. à s. d'huile de tournesol
1 c. à c. de cumin en poudre
1 c. à c. de fécule de maïs
1 c. à c. de pâte de curry
1 c. à c. d'épices satay
1 botte de coriandre
4 gousses d'ail
1 citron vert
Sel, poivre

Enlevez la peau et le cœur de l'ananas puis découpez-le en petits cubes d'environ 2 cm de côté. Hachez la coriandre et réservez. Découpez les blancs de dinde en petits cubes suffisamment larges pour qu'ils tiennent sur les brochettes. Piquez sur des piques en bois en alternant les dés de dinde et d'ananas. Salez, poivrez et réservez.

Versez dans un saladier le lait de soja, l'huile, les épices satay, le curry, le cumin, le jus de citron ainsi que l'ail haché. Salez, poivrez et mélangez bien.

Placez les brochettes dans un plat et versez la marinade dessus. Laissez mariner 1 heure au réfrigérateur. Égouttez les brochettes et conservez la marinade.

Préchauffez le four en position gril. Disposez les brochettes sur une grille. Enfournez dans le haut du four pendant une dizaine de minutes en les retournant à mi-cuisson. Pendant ce temps, ajoutez la fécule de maïs à la marinade et mélangez avec un fouet. Faites épaissir la sauce dans une casserole en mélangeant au fouet sans arrêt. Ôtez du feu. Sortez les brochettes du four, déposez-les dans des assiettes, nappez de sauce et parsemez la coriandre.

LE + NUTRITION : **L'ananas contient des fibres insolubles qui améliorent le fonctionnement du système digestif. Il contient également de la bromélaïne, une enzyme qui facilite la digestion des protéines, qui permet d'éviter les indigestions et les brûlures d'estomac.**

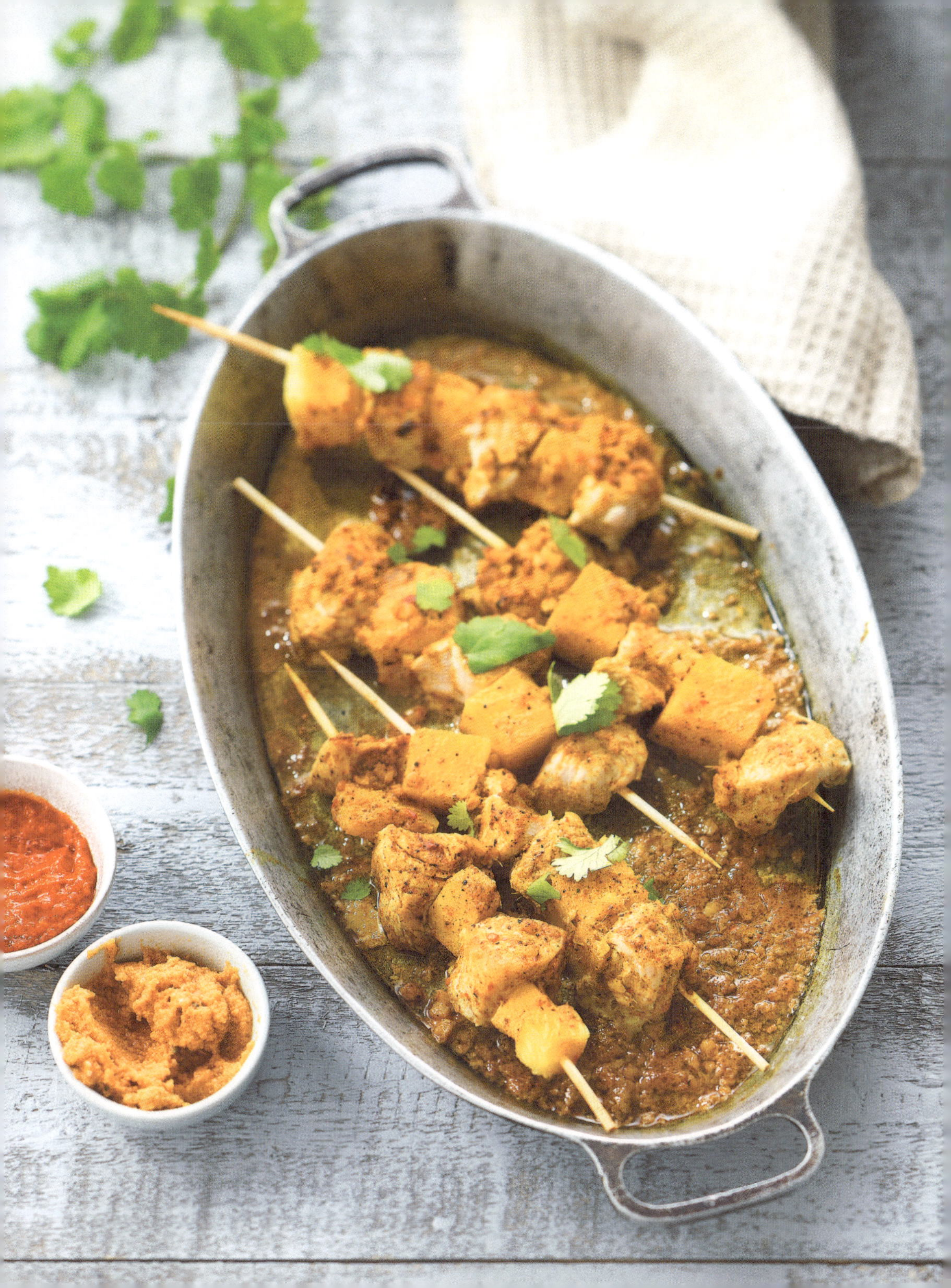

Lapin à la moutarde douce

Un classique revisité. Remplacer dans cette recette la traditionnelle crème fraîche par du fromage blanc permet de l'alléger. Moins riche en matières grasses que la crème, il est moins calorique et plus digeste.

Ingrédients
pour 4 personnes

4 morceaux de lapin
2 c. à s. de fromage blanc à 0 % ou 20% de matières grasses
2 c. à s. de moutarde douce
1 c. à s. de romarin
Mélange quatre épices (girofle, muscade, poivre, cannelle)
2 feuilles de laurier
Sel, poivre

Préchauffez le four à 210 °C (th. 7).

Dans un bol, mélangez le fromage blanc, la moutarde, le romarin, le laurier et les épices. Salez raisonnablement et poivrez.

Badigeonnez les morceaux de lapin avec votre préparation. Réservez le reste de sauce.

Enveloppez les morceaux de lapin dans du papier cuisson, comme une papillote, et déposez-les dans un plat allant au four. Enfournez pour 35 minutes environ.

Sortez les papillottes du four, déposez-les dans des assiettes et ouvrez-les. Nappez de sauce.

LE + NUTRITION : **La moutarde utilisée en petite quantité favorise la digestion en augmentant la sécrétion des sucs gastriques. Par contre, choisissez-la douce, surtout pas forte ni à l'ancienne... Les petits grains qu'elle contient sont, eux, très irritants.**

ASTUCE **Vous pouvez accompagner ce plat de carottes braisées qui sont une excellente source de caroténoïdes aux propriétés antioxydantes dont l'assimilation est favorisée par la cuisson. Une portion de 200 g par personne permet de couvrir les trois quarts des besoins quotidiens.**

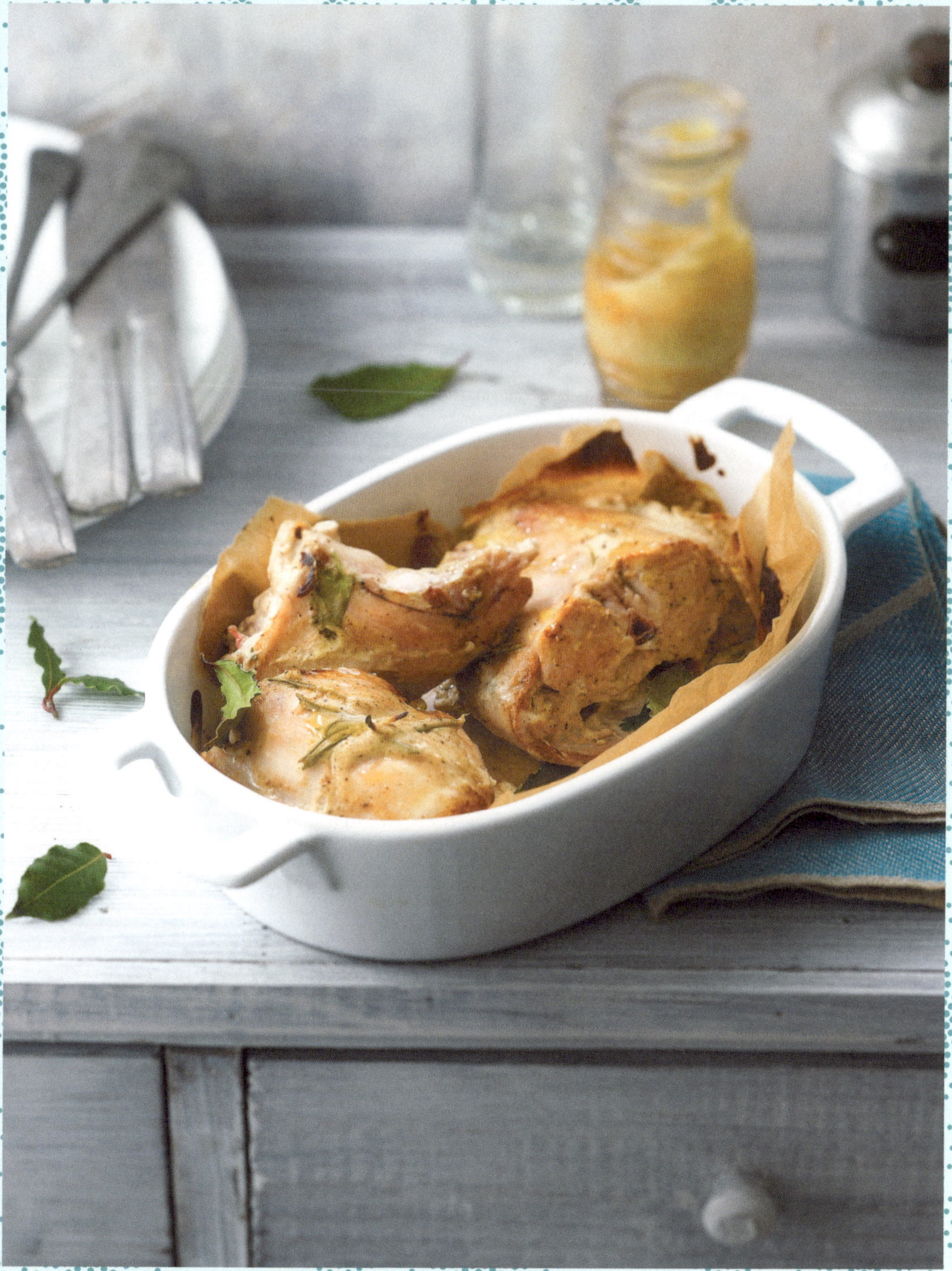

Mijoté de poulet
sauce menthe gingembre

Un plat de poulet cuisiné sans matières grasses, très diététique et léger, accompagné de légumes variés, tous bien tolérés. C'est une recette simple mais équilibrée. Pour un repas complet accompagnez le plat de féculents, comme par exemple une purée de pommes de terre ou une timbale de riz blanc.

Ingrédients pour 6 personnes

8 morceaux de poulet sans peau
150 g de potiron
1 blanc de poireau
1 carotte violette
1 navet
1 oignon
30 g de gingembre frais
1 cube de bouillon de volaille
1 bouquet de menthe fraîche
1 c. à s. de sucre roux
1 filet de jus de citron
Sel, poivre

Commencez par rincer et ciseler la menthe. Pelez l'oignon et le gingembre. Disposez le tout dans le bol d'un mixeur, assaisonnez de sel, de sucre et d'un filet de jus de citron puis mixez finement. Réservez au frais.

Déposez les morceaux de poulet dans une marmite puis couvrez d'eau à hauteur. Ajoutez le cube de bouillon. Portez à ébullition et laissez frémir 30 minutes. Pelez et coupez en morceaux le navet, le potiron et la carotte. Coupez les poireaux en petits tronçons de 2 à 3 cm environ.

Au bout des 30 minutes de cuisson du poulet, ajoutez tous les légumes dans la marmite. Laissez frémir quelques minutes jusqu'à ce que les légumes soient fondants.

Servez le poulet et les légumes chauds accompagnés de la sauce menthe-gingembre disposée dans un petit ramequin.

LE + NUTRITION : **Le gingembre a des effets positifs sur la digestion. Il stimule l'appétit, diminue les douleurs intestinales, les gaz, les ballonnements, les nausées et le mal des transports.**

ASTUCE **On trouve de la menthe fraîche plutôt en été. Pour en avoir toujours à portée de main, tout au long de l'année, vous pouvez la ciseler, la placer dans des petits sachets et la congeler. La congélation n'altèrera ni le goût ni les qualités nutritionnelles de vos herbes aromatiques.**

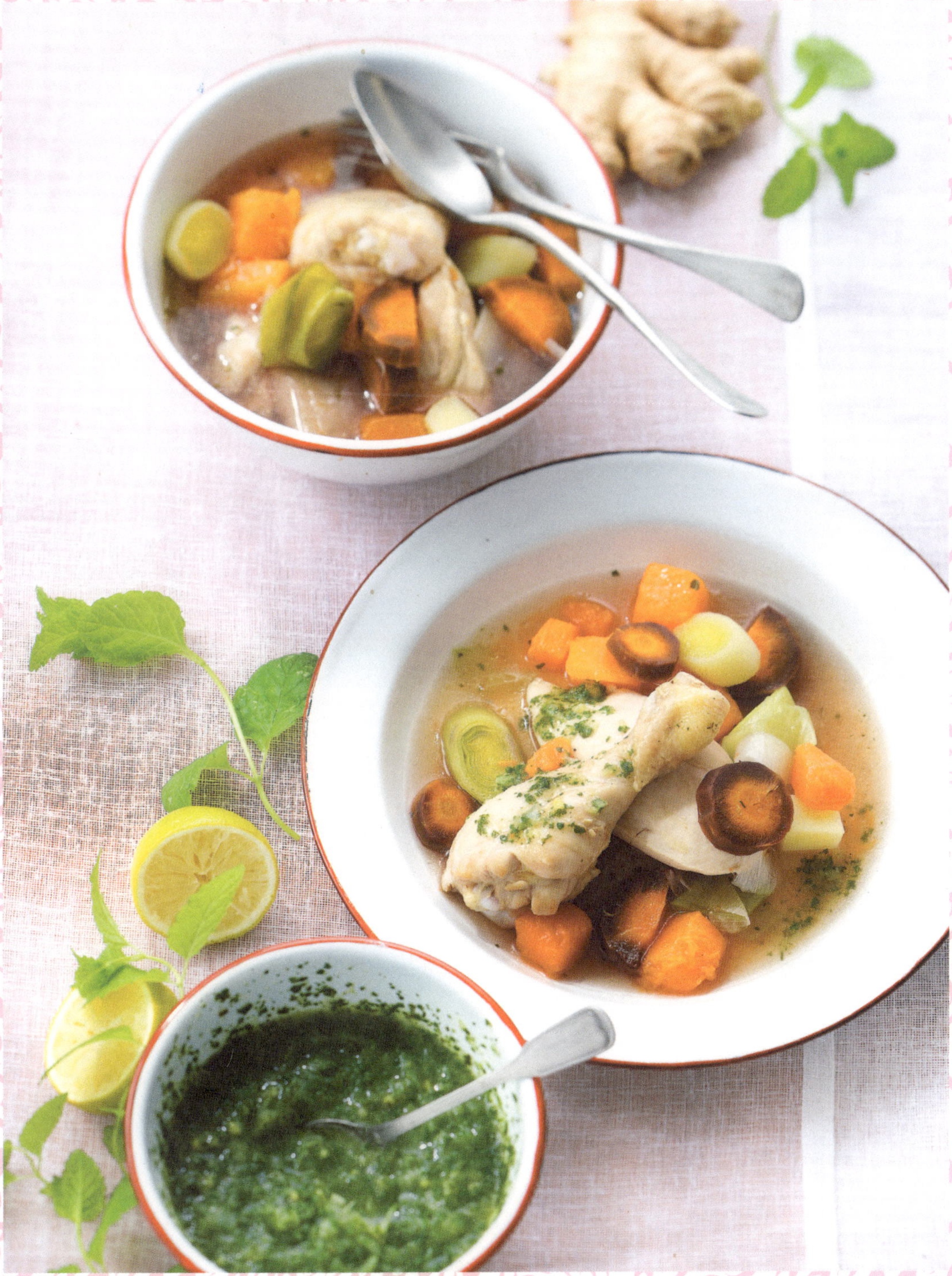

Fenouil braisé à l'orange

Aussi bon cru que cuit, croquant que fondant, le fenouil se décline de mille façons. Sa saveur anisée se marie aussi bien avec de la volaille qu'avec du poisson. L'association avec l'aneth et le cumin apporte une touche d'originalité, et l'orange apporte un petit côté légèrement acidulé.

Ingrédients pour 4 personnes

4 bulbes de fenouil
200 ml de jus d'oranges pressées
3 c. à s. d'huile d'olive
1 c. à s. de graines de cumin
1 c. à s. d'aneth
Sel, poivre

Ôtez les feuilles les plus dures des bulbes de fenouil. Coupez les plumets des feuilles ainsi que les tiges. Nettoyez les bulbes, découpez-les en fines lamelles et réservez.

Faites chauffer l'huile d'olive dans une grande poêle. Lorsqu'elle est chaude, déposez délicatement les lamelles de fenouil, le sel, l'aneth et les graines de cumin.

Laissez cuire à couvert, sur feu moyen, pendant une dizaine de minutes, en remuant de temps en temps.

Pressez les oranges afin d'en extraire le jus puis filtrez-le. Arrosez la préparation avec le jus. Saupoudrez un peu de poivre et prolongez la cuisson pendant 10 minutes.

LE + NUTRITION : **Le fenouil est un légume particulièrement riche en vitamines, en minéraux et en oligoéléments : vitamine C, bêtacarotène, acide folique, potassium, calcium, magnésium, etc. De plus, les substances aromatiques qu'il contient sont reconnues pour leur vertus sur la digestion.**

ASTUCE **Ajouter des oranges ou du jus d'orange à vos plats est un excellent moyen d'augmenter vos apports quotidiens en vitamine C. Vérifiez toutefois que vous tolérez bien cet agrume.**

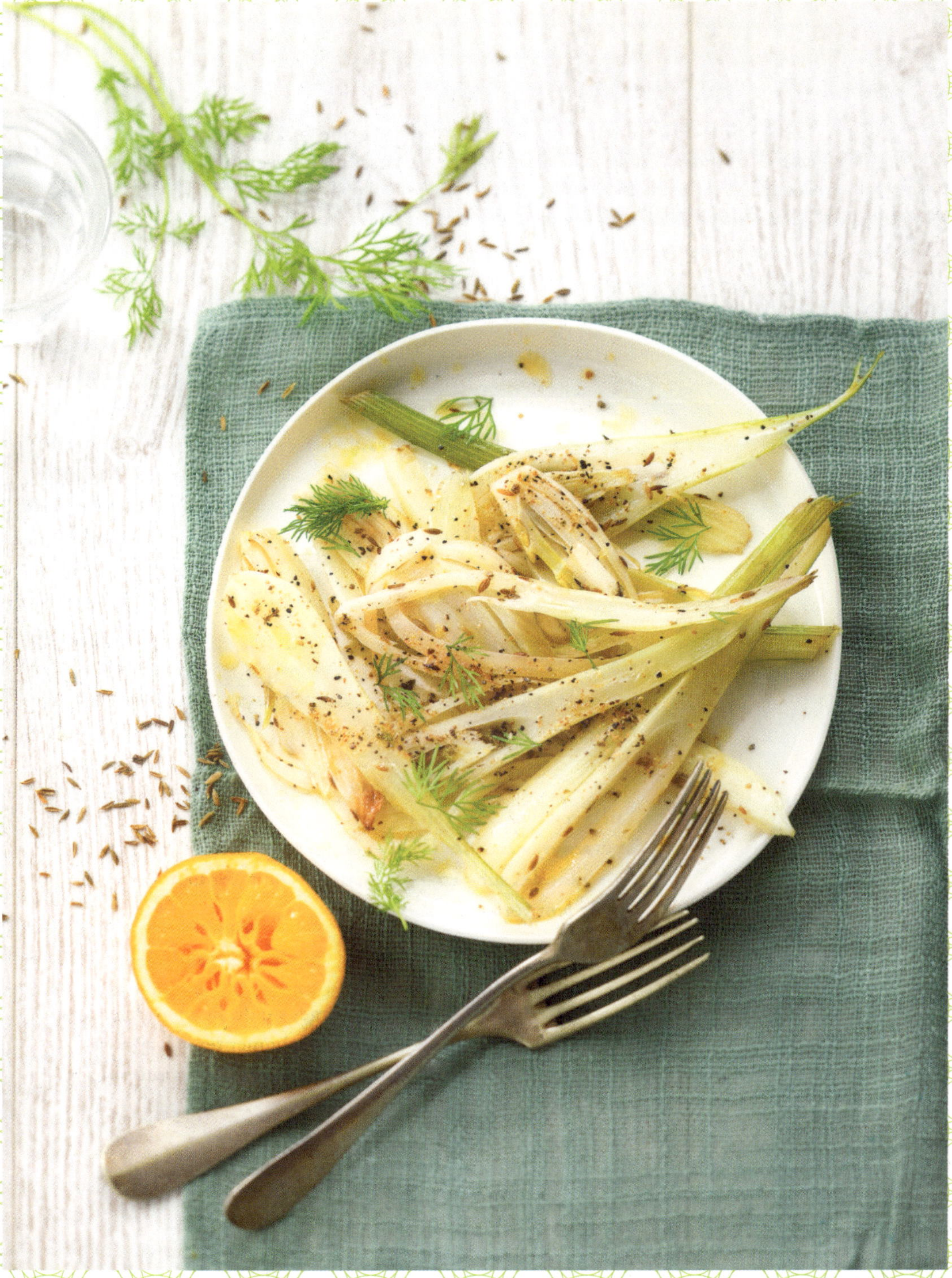

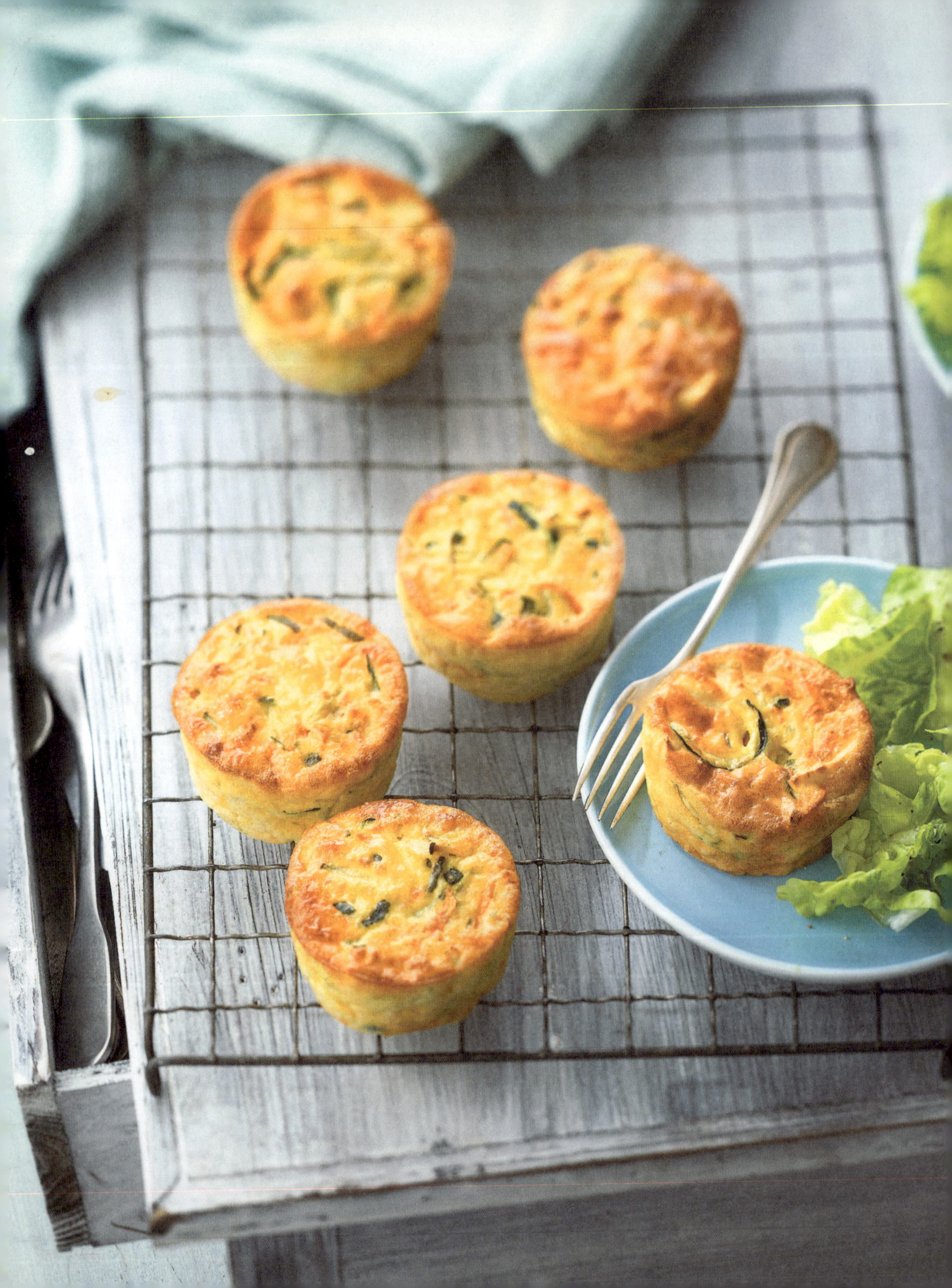

Petits flans de carottes et de courgettes

Une recette facile à réaliser que vous pouvez décliner à volonté avec tous les légumes que vous aimez. Avec des carottes et des courgettes, vous obtiendrez un résultat particulièrement joli et coloré.

Ingrédients pour 6 personnes

2 carottes
2 courgettes
2 œufs
10 cl de lait de soja
10 cl de crème de soja
1 c. à s. d'huile d'olive
30 g d'emmental râpé
Sel, poivre

Lavez, épluchez et râpez les carottes et les courgettes.

Faites chauffer l'huile d'olive dans une poêle, sur feu vif, puis ajoutez les légumes râpés.

Mouillez avec un peu d'eau, remuez, couvrez, baissez le feu et laissez cuire pendant 10 minutes.

Battez les œufs, la crème et le lait dans un saladier. Ajoutez le fromage, le sel et le poivre. Mélangez puis ajoutez les légumes.

Versez la préparation dans 12 moules à muffin individuels en silicone. Enfournez pour 30 minutes à 180 °C (th. 6).

À déguster chaud, tiède ou froid.

LE + NUTRITION : **Le fait de râper les légumes permet une cuisson plus poussée et donc une meilleure digestibilité. De plus, sous cette forme, ils dégagent davantage de parfum à la cuisson.**

ASTUCE **Si vous souhaitez que vos flans soient plus nourrissants, vous pouvez ajouter par exemple des dés de jambon, des miettes de thon, du chèvre frais émietté ou des olives dénoyautées.**

Risotto de quinoa aux asperges

Une façon originale de consommer du quinoa et des asperges. Blanches, vertes, violettes, fraîches ou surgelées, les asperges ont de nombreux bienfaits pour la santé. Comme tous les légumes, elles bénéficient à la fois d'un faible apport énergétique et d'une haute densité nutritionnelle.

Ingrédients pour 4 personnes

200 g de quinoa
12 asperges
3 c. à s. de fond de volaille
1 c. à s. de parmesan râpé
1 c. à s. d'huile d'olive
10 g de margarine
Sel, poivre

Lavez, épluchez et découpez les asperges en petits tronçons. Faites-les cuire dans un grand volume d'eau. Égouttez-les mais conservez l'eau de cuisson.

Dissolvez le fond de volaille dans l'eau de cuisson.

Dans une poêle antiadhésive, versez l'huile d'olive puis ajoutez et faites chauffer le quinoa. Ajoutez ensuite une louche de fond de volaille. Poursuivez la cuisson à feu doux. Salez et poivrez.

Lorsque le quinoa a absorbé tout le liquide, ajoutez une louche et recommencez jusqu'à ce qu'il soit bien cuit. Pour finir, ajoutez la margarine, les asperges et le parmesan râpé.

Laissez chauffer encore 2 minutes et servez chaud.

LE + NUTRITION : **Les fibres que l'on trouve dans l'asperge favorisent le bon fonctionnement du système digestif. Les pectines et les mucilages des têtes permettent de réguler le transit tandis que les celluloses de la tige luttent contre la paresse intestinale. Manger des asperges permet de remédier en douceur à la constipation sans risquer d'irriter les muqueuses digestives.**

ASTUCE **Pour une recette végétalienne, supprimez le parmesan et remplacez le bouillon de volaille par du bouillon de légumes.**

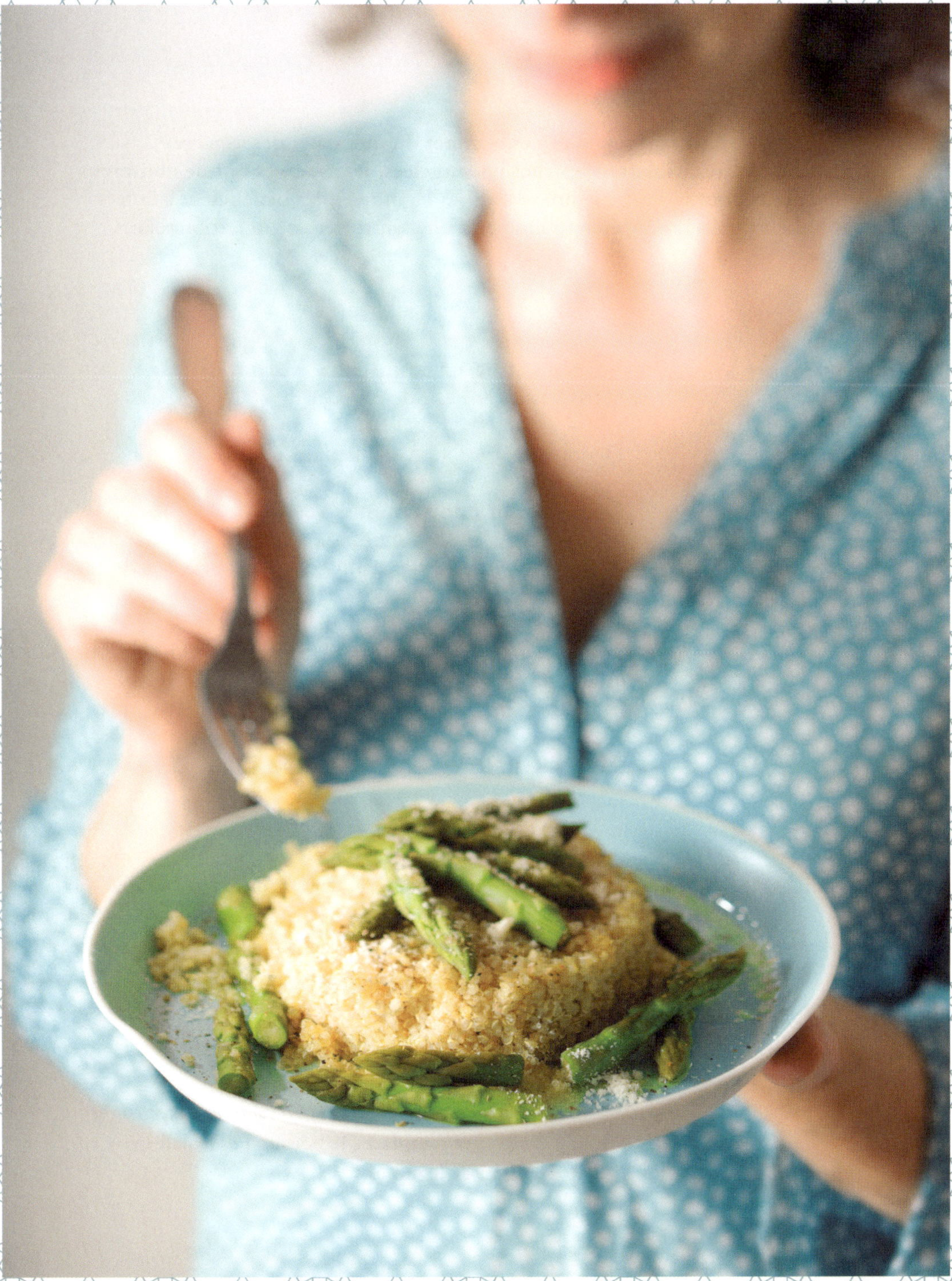

Desserts

Vous pensez qu'un dessert ne peut pas être à la fois beau, bon, diététique et léger... Détrompez-vous ! Laissez-vous guider, découvrez les astuces et les recettes que j'ai à vous proposer :

- Des desserts à base de fruits. Colorés, ils sont déclinables à volonté selon les saisons et les fruits que vous avez à disposition ! Intéressants sur le plan nutritionnel, ils contiennent davantage de fibres, de vitamines et de minéraux. Légers et frais, ils sont plus faciles à digérer. Selon la tolérance de chacun cependant, tous les fruits ne sont pas aussi bien tolérés. La plupart sont plus digestes épluchés, épépinés et cuits. La pomme, la poire, la pêche, le coing et la banane sont particulièrement bien supportés grâce au type de fibres dont ils sont constitués.

- Des desserts dans lesquels j'ai remplacé la crème fraîche par des crèmes végétales d'amande ou de soja, de meilleure qualité nutritionnelle, moins caloriques et surtout plus digestes.

- Des desserts dans lesquels j'ai remplacé le lait par des jus végétaux, sans lactose, et la farine de blé par d'autres types de farine, sans gluten, donc mieux tolérés par les hypersensibles et pouvant être consommés sans risques par les intolérants.

- Des desserts dans lesquels j'utilise des sucres naturels plutôt que raffinés à l'excès : miel, sirop d'agave, stévia, sucre de coco... dont l'index glycémique est plus faible et l'intérêt santé n'est plus à prouver.

Pour vos clafoutis, gâteaux, biscuits, tartes, entremets, crèmes, compotes... pour plus de légèreté et une meilleure digestibilité, pensez à réduire les quantités de matières grasses et de sucres que vous utilisez, priviligiez la qualité des ingrédients que vous choisissez, des matières grasses végétales plutôt qu'animales, des produits naturels plutôt que trop raffinés, des fruits frais, de saison ou surgelés.

Clafoutis de pêche à la verveine

Facile et rapide à préparer, cette recette est parfaite pour un dessert ou un goûter. Les saveurs des pêches et de la verveine se marient parfaitement. Le tout est parfumé, moelleux et délicieusement fondant.

Ingrédients
pour 4 personnes

300 g de pêches jaunes
40 g de farine
2 œufs
60 g de sucre roux
½ verre de lait demi-écrémé
2 branches de verveine fraîche
1 pincée de sel

Préchauffez le four à 180 °C (th. 6). Lavez, effeuillez et ciselez la verveine.

Cassez les œufs dans un bol et ajoutez le sucre. Fouettez énergiquement jusqu'à ce que le mélange blanchisse. Ajoutez une pincée de sel.

Incorporez progressivement la farine puis versez le lait, sans arrêter de mélanger, jusqu'à ce que l'ensemble soit bien lisse. Ajoutez la verveine ciselée.

Lavez, pelez et découpez les pêches en quartiers. Disposez-les au fond d'un moule en silicone. Recouvrez avec la préparation.

Enfournez pour 25 minutes. Vérifiez la cuisson en plantant la lame d'un couteau au cœur du clafoutis ; elle doit ressortir à peine sèche. Vous pouvez déguster le clafoutis tiède ou froid.

LE + NUTRITION : **La pêche, comme la pomme et la poire, est un fruit qui contient des fibres cellulosiques très tendres, ce qui la rend particulièrement digeste. Cette propriété est renforcée ici par la cuisson. N'hésitez pas, en fonction de vos goûts et de la saison, à tester cette recette avec d'autres fruits.**

ASTUCE **Pour une texture encore plus moelleuse et un goût plus prononcé, remplacez le lait par de la crème ou du lait d'amandes et ajoutez une cuillerée à soupe de poudre d'amandes avec, éventuellement, 1 goutte d'extrait d'amandes amères.**

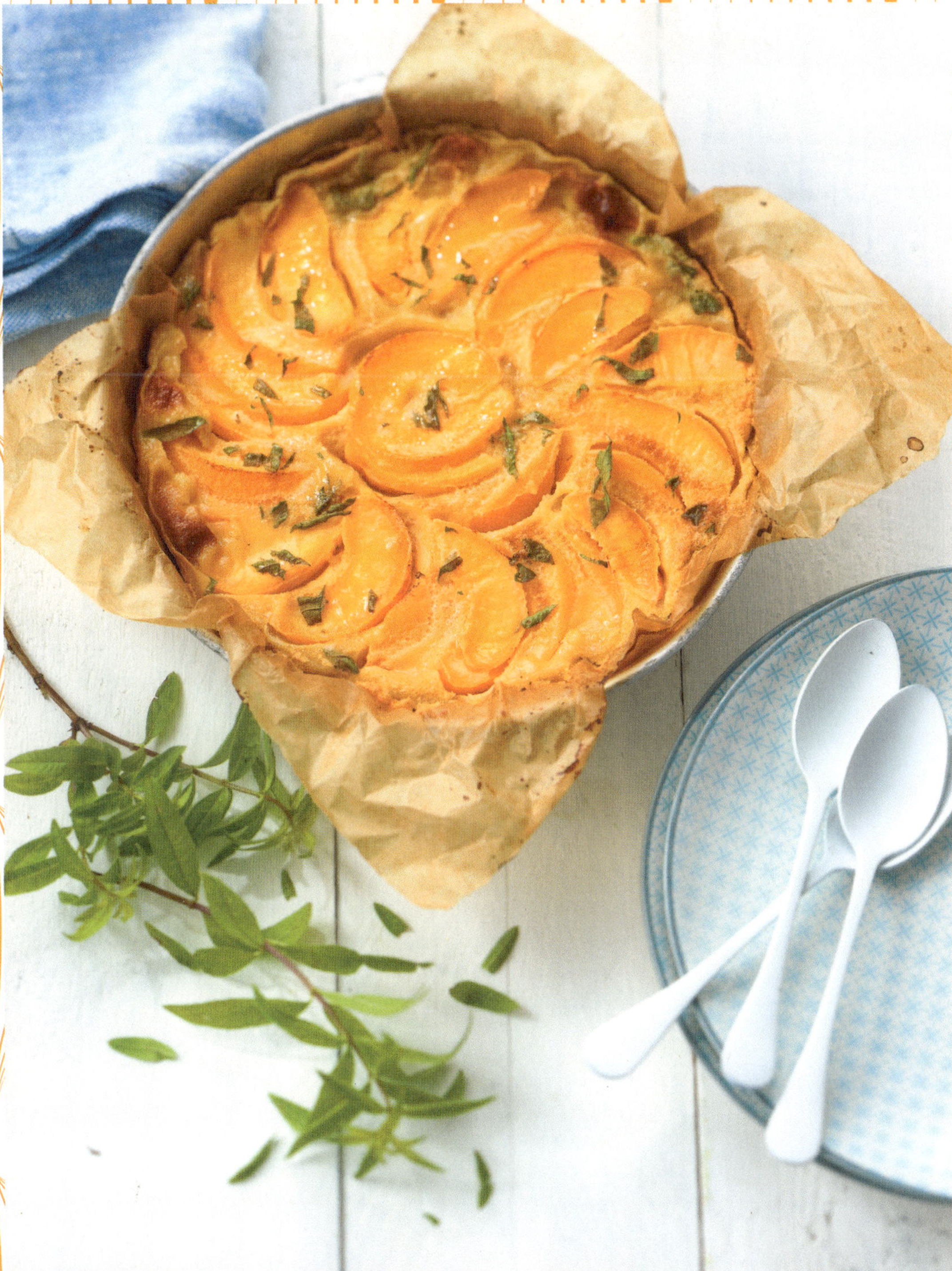

Riz au lait d'amande et à la mangue

Un dessert classique revisité en version végétale. Le goût prononcé de la mangue se marie à merveille avec la douceur de l'amande. La couleur vive de la compote rehausse la pâleur du riz au lait. Et l'ensemble est juste parfait !

Ingrédients pour 4 personnes

600 ml de lait d'amande non sucré
100 g de riz rond blanc
25 g de sucre roux
1 c. à c. d'extrait de vanille
1 mangue
1 orange
1 c. à s. de miel

Commencez par verser dans un plat à soufflé le lait, l'extrait de vanille, le riz et le sucre. Enfournez pour 40 minutes à 180 °C (th. 6).

Une fois le riz au lait prêt, versez la préparation dans 4 ramequins individuels.

Laissez refroidir à température ambiante puis au réfrigérateur le temps que le mélange se fige.

Pelez la mangue, enlevez délicatement le noyau et découpez la chair en morceaux. Pelez et coupez l'orange en petits quartiers. Déposez les fruits dans une casserole, ajoutez le miel et laissez cuire à feu doux pendant une dizaine de minutes. Mixez puis laissez refroidir.

Disposez harmonieusement une couche de compote sur les riz au lait et servez.

LE + NUTRITION : **À base de riz, donc sans gluten, et avec du lait d'amande à la place du lait « classique », ce dessert peut être consommé sans crainte par les personnes intolérantes au gluten ou au lactose.**

ASTUCE **Pour la décoration, une gousse de vanille délicatement posée sur chaque ramequin sera du plus bel effet.**

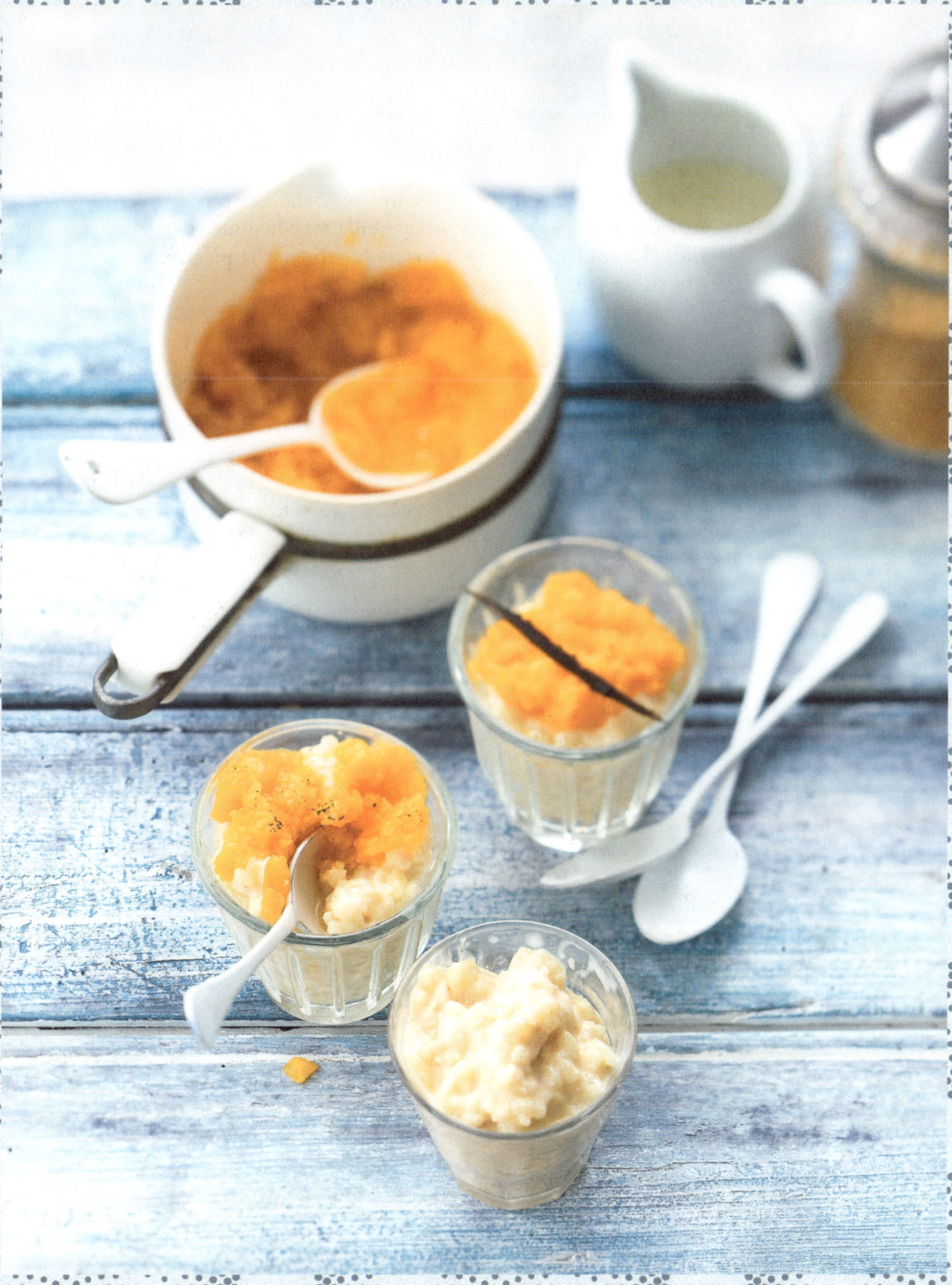

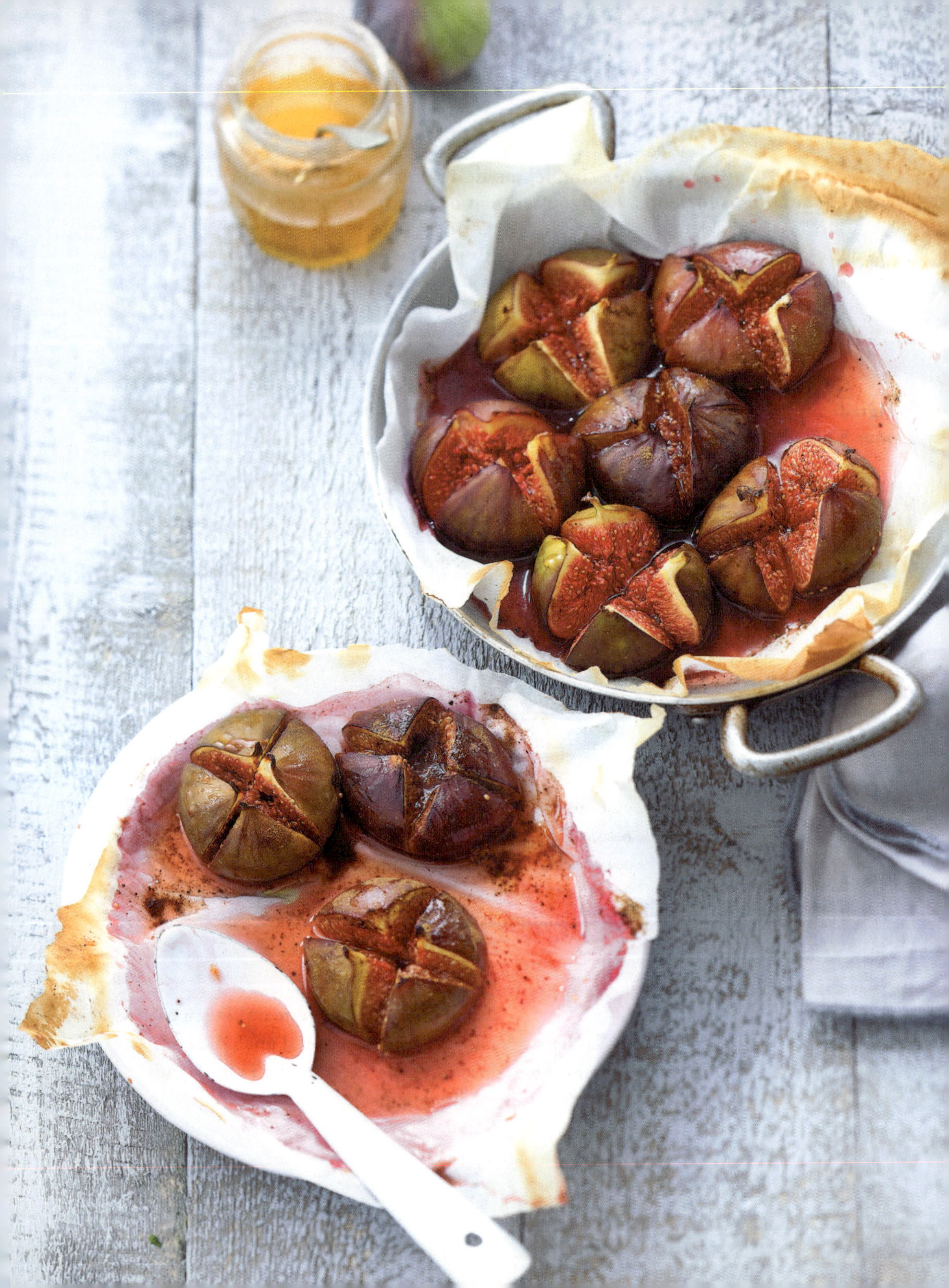

Figues rôties miel-cannelle

Une recette toute simple, rapide à préparer et qui présente de nombreux bienfaits. La figue contient beaucoup de fibres et de minéraux efficaces pour stimuler les intestins et favoriser le transit. Le miel aide à fixer ces minéraux et améliore ainsi la digestion. Pour leurs effets laxatifs, figues et miel sont donc particulièrement recommandés pour ceux qui ont tendance à être constipés.

Ingrédients pour 4 personnes

8 figues bien mûres
8 c. à c. de miel
40 g de beurre
Cannelle moulue

Préchauffez le four à 200 °C (th. 6-7). Lavez puis coupez les figues en croix dans le sens de la hauteur.

Disposez-les côte à côte sur une feuille de papier cuisson, chair vers le haut.

Déposez au cœur de chaque fruit une petite noisette de beurre, une cuillerée à café de miel et une pincée de cannelle. Enfournez pour 12 minutes.

Servez tiède avec une boule de glace à la vanille ou de sorbet à la poire.

LE + NUTRITION : **La figue, grâce à ses fibres insolubles contenues principalement dans la peau et les graines, est reconnue pour ses propriétés légèrement laxatives. Une consommation régulière permet une bonne digestion et améliore le transit. Attention ! Si vous avez les intestins très sensibles, une consommation excessive peut être irritante.**

ASTUCE **La même recette peut être utilisée en entrée, les figues étant alors accompagnées d'une salade de mesclun et de chèvre frais, et arrosées d'huile de noix et de vinaigre balsamique.**

Île flottante aux fruits rouges

Une recette légère et colorée plus digeste et surtout plus *healthy* que la vraie. Remplacer la crème anglaise par un coulis de fruits frais permet un apport en vitamines antioxydantes essentielles pour la santé.

Ingrédients pour 4 personnes

250 g de fraise fraîches ou surgelées
250 g de framboises fraîches ou surgelées
2 blancs d'œuf
50 g de sucre glace
50 g de sucre en poudre
Le jus de 1 citron
1 pincée de sel
4 feuilles de menthe

Rincez et équeutez les fraises. Rincez les framboises. Gardez-en quelques-unes pour la décoration. Déposez les fruits rouges dans une casserole avec le sucre en poudre et 10 cl d'eau, puis faites cuire 5 minutes à feu doux. Mixez le mélange et ajoutez le jus de citron. Filtrez le coulis au chinois et laissez-le refroidir quelques instants. Réservez au frais jusqu'au moment de servir.

Faites bouillir de l'eau dans une grande casserole. Pendant ce temps, montez les blancs en neige avec 1 pincée de sel. Quand ils sont bien fermes, incorporez le sucre glace. Baissez le feu sous la casserole une fois que l'eau bout.

Déposez doucement sur l'eau frémissante des quenelles de blancs en neige réalisées avec 2 cuillères à soupe. Faites pocher pendant 1 minute de chaque côté. Retirez-les de la casserole et déposez-les délicatement sur du papier absorbant.

Versez le coulis de fruits rouges dans des coupelles et disposez les îles flottantes sur le dessus. Décorez avec quelques framboises et une feuille de menthe. Servez bien frais.

LE + NUTRITION : **Des chercheurs ont mis en place une méthode permettant de mesurer dans le sang le pouvoir antioxydant des aliments, et les fruits rouges sont parmi ceux qui présentent les meilleurs scores avec, en tête, la myrtille, la mûre, la fraise et la framboise.**

ASTUCE **Quand la saison est terminée, utilisez des fruits rouges surgelés. Ils sont un peu moins goûteux que les frais mais conservent leurs propriétés et tous leurs bienfaits.**

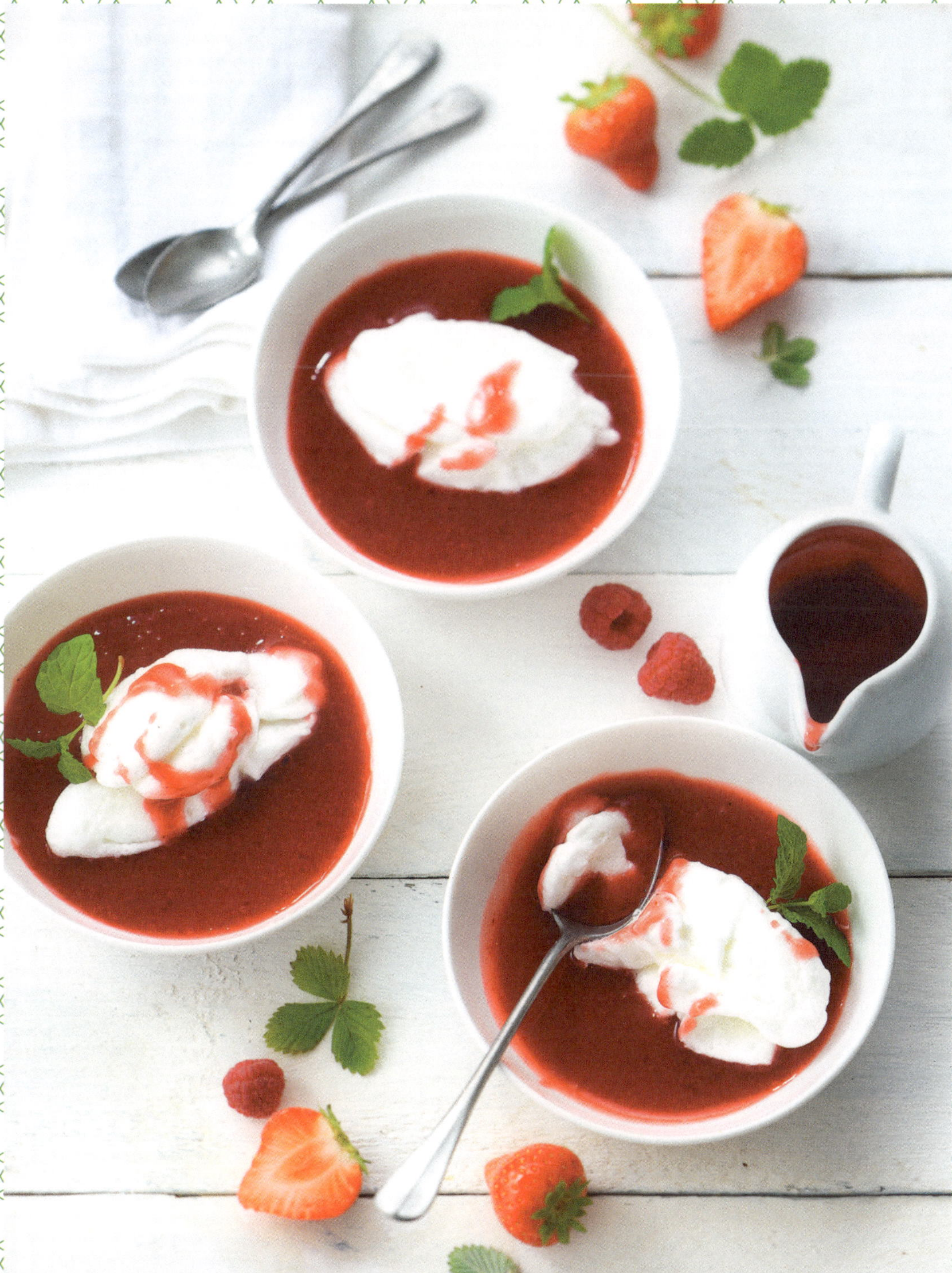

Petits pots de crème au chocolat

Un livre de recettes n'en n'est pas vraiment un sans un dessert au chocolat ! En voici un, très léger, que vous pouvez déguster sans culpabiliser et sans crainte de ressentir des troubles digestifs. Pour ces petites crèmes, je n'ai choisi que des ingrédients de bonne qualité qui assurent une bonne digestibilité : du chocolat à forte teneur en cacao, une farine et une fécule sans gluten, du lait végétal et du miel.

Ingrédients pour 6 personnes

50 g de chocolat à 70 % de cacao
25 g de fécule d'arrow-root
15 g de farine de sarrasin
45 cl de lait d'amande
30 g de miel d'acacia
1 c. à s. de noix de coco râpée ou de brisures de pistache

Faites fondre le chocolat au bain-marie ou au micro-ondes. Réservez.

Délayez la fécule d'arrow-root et la farine dans le lait d'amande. Transvasez la préparation dans une casserole et ajoutez le miel. Faites chauffer à feu moyen et laissez épaissir en mélangeant régulièrement, jusqu'à l'obtention de la consistance désirée. Versez dans un saladier et incorporez le chocolat fondu.

Versez dans des petits pots en verre et parsemez, au choix, la noix de coco ou les brisures de pistache. Placez au réfrigérateur pendant 1 heure au minimum.

LE + NUTRITION : **La fécule d'arrow-root a des propriétés adoucissantes, anti-inflammatoires et antivomitives. Particulièrement digeste, elle convient aux estomacs fragiles. Sans gluten, elle est parfaite pour les personnes intolérantes à cette protéine. L'arrow-root peut remplacer la farine dans vos préparations. C'est un excellent liant, riche en amidon et sans odeur, qui épaissit les liquides. Il se dilue plus facilement dans les laits végétaux que dans les laits animaux. Vous pouvez l'utiliser pour réaliser des soupes, des potages, des entremets, des biscuits, des fonds de tarte, etc.**

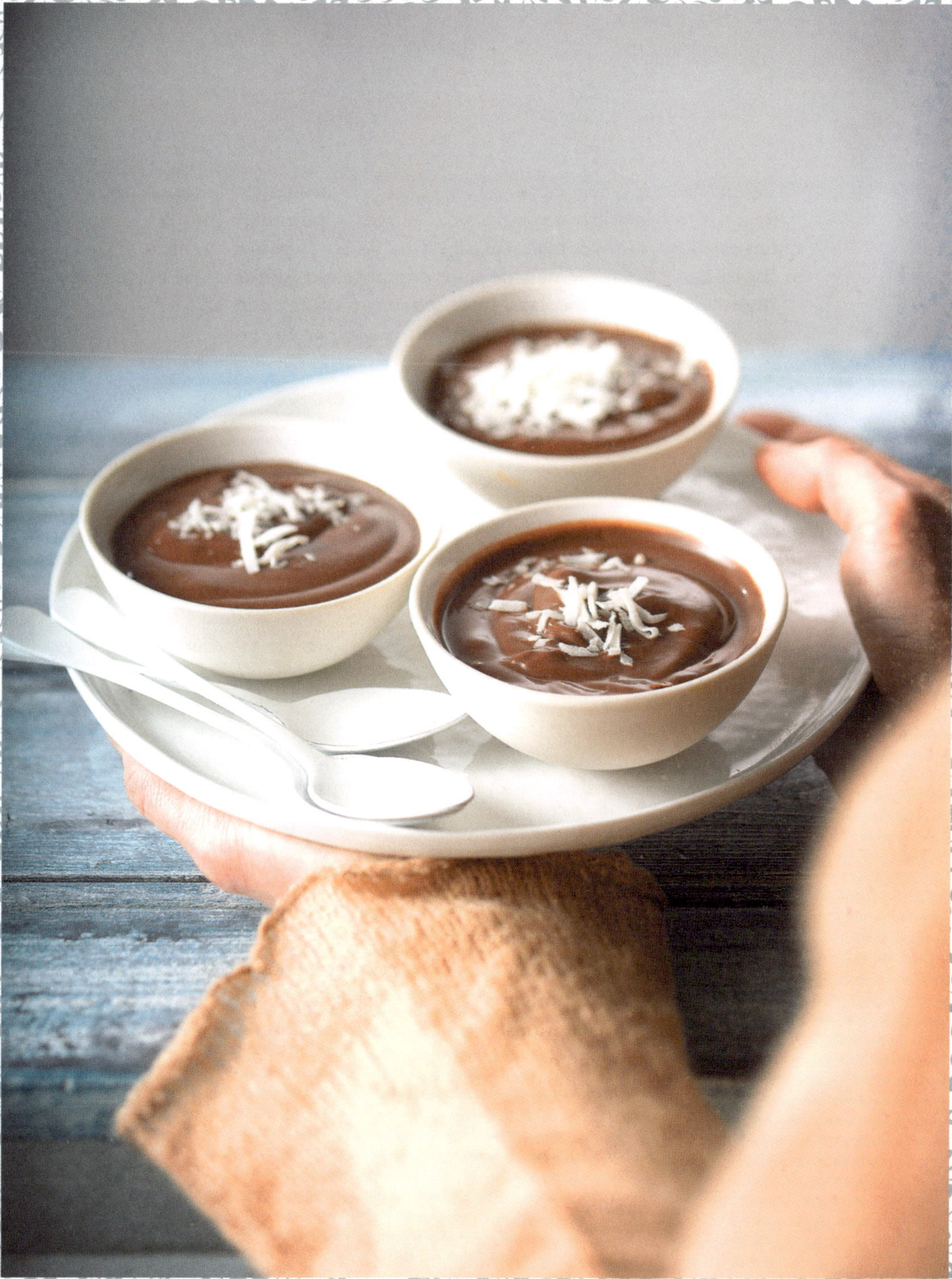

Compote de pomme, banane et coing

**Une idée de recette toute simple mais néanmoins délicieuse.
À déguster froide ou tiède, seule ou avec des petits biscuits secs.
La pomme, la banane et le coing sont, grâce à la pectine qu'ils contiennent, des fruits très faciles à digérer et qui présentent sur le plan intestinal de nombreux bienfaits.**

**Ingrédients
pour 4 personnes**

1 gros coing
4 pommes
2 bananes
Le jus de 1 citron
100 g de sucre roux
1 c. à c. d'arôme naturel de vanille
1 pincée de fleur de sel

Lavez, pelez et retirez le cœur du coing et des pommes. Coupez-les en petits morceaux et arrosez-les de jus de citron.

Dans une casserole, faites cuire à feu vif les coings avec le sucre, la vanille et 2 cuillerées à soupe d'eau. Ajoutez ensuite une pincée de fleur de sel, baissez le feu et poursuivez la cuisson à feu doux, à découvert, pendant une dizaine de minutes.

Ajoutez les morceaux de pomme et mélangez. Prolongez la cuisson à feu doux et à couvert pendant une dizaine de minutes. Si les fruits commencent à brunir ou attachent à la casserole, baissez le feu et ajoutez un peu d'eau.

Coupez les bananes en rondelles. Versez-les dans la casserole et laissez cuire jusqu'à l'obtention de la consistance désirée.

LE + NUTRITION : **Les fruits utilisés ici sont riches en pectine, une fibre soluble et douce pour les intestins, qui facilite l'élimination des toxines et permet la régulation du transit intestinal. Ainsi, cette compote constitue un excellent moyen de traiter les diarrhées et les maux associés.**

ASTUCE **Pour une petite touche d'originalité, saupoudrez vos compotes de spéculoos émiettés. Réalisés à partir d'épices (anis, cannelle, gingembre, cardamome, etc.) et de vergeoise brune, ce sucre au goût si particulier, ces petits biscuits apporteront saveur et croquant à votre compote.**

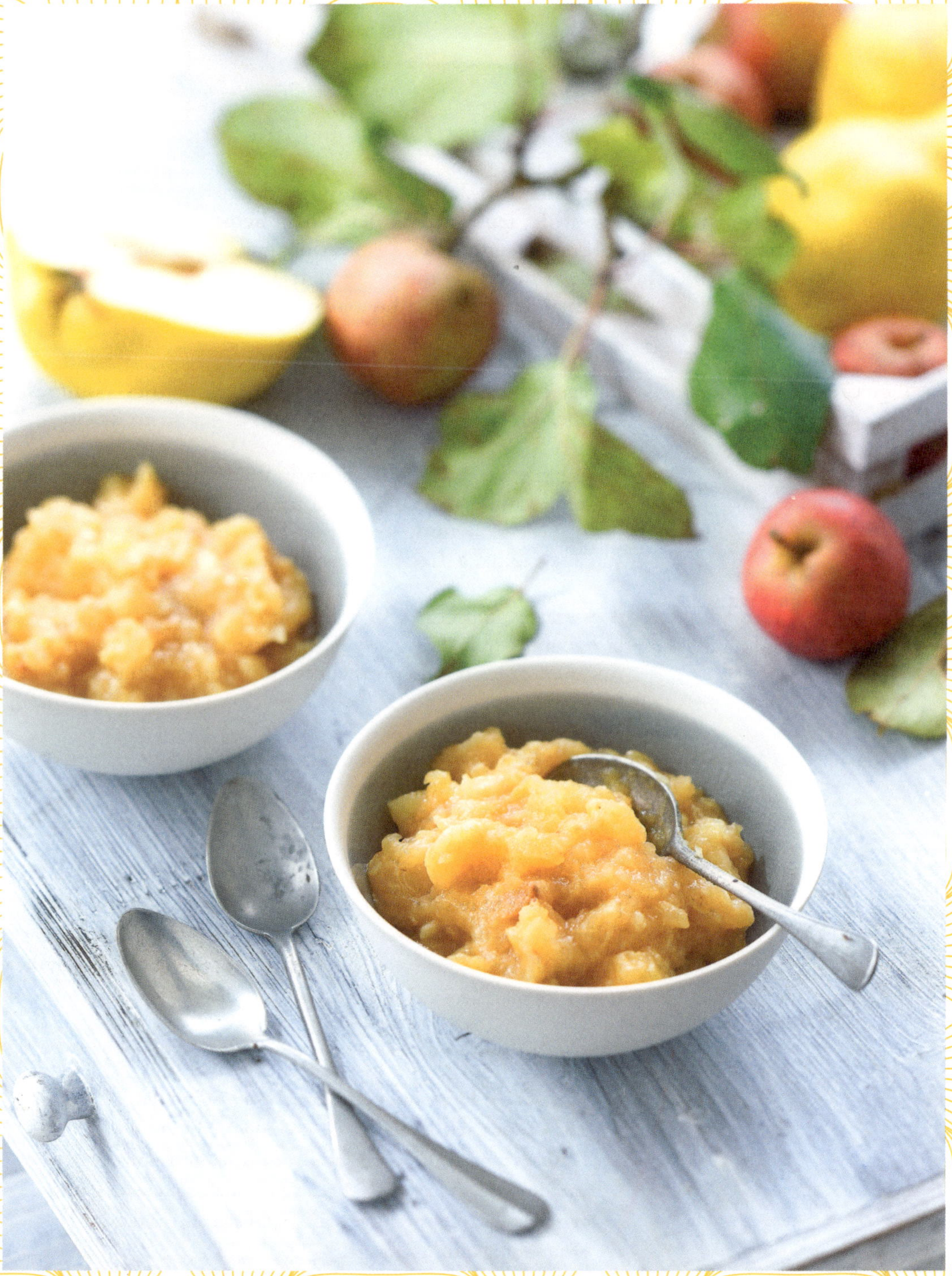

Flan tout coco

Voici une recette de flan aromatisé réalisée avec de la farine de riz – sans gluten – et du lait de coco – sans lactose. Un dessert léger et digeste à savourer.

Ingrédients pour 4 personnes

4 œufs
4 c. à s. de farine de riz
4 c. à s. de sucre de canne blond
25 g de noix de coco râpée
40 cl de lait de coco

Préchauffez le four à 210 °C (th. 6-7). Portez doucement le lait de coco à ébullition.

Dans un saladier, battez les œufs avec le sucre jusqu'à ce que le mélange blanchisse.

Ajoutez progressivement la farine puis la noix de coco râpée tout en mélangeant. Incorporez ensuite doucement le lait de coco chaud.

Versez dans 4 petits ramequins. Enfournez pour 20 minutes. Servez tiède ou froid.

LE + NUTRITION : **Sa pulpe, son huile, son lait ; fraîche ou séchée ; entière ou râpée… la simple évocation de la noix de coco sous ses différentes formes fait voyager ! Pour ne rien gâcher, sur le plan nutritionnel elle possède de nombreux bienfaits. C'est un fruit atypique qui contient peu de glucides mais beaucoup de lipides. Contrairement à ce qu'on a longtemps pensé, ses matières grasses, même si ce sont des acides gras saturés, ne sont pas mauvaises pour la santé.**

ASTUCE **Vous pouvez napper vos ramequins avec du caramel si vous l'aimez.**

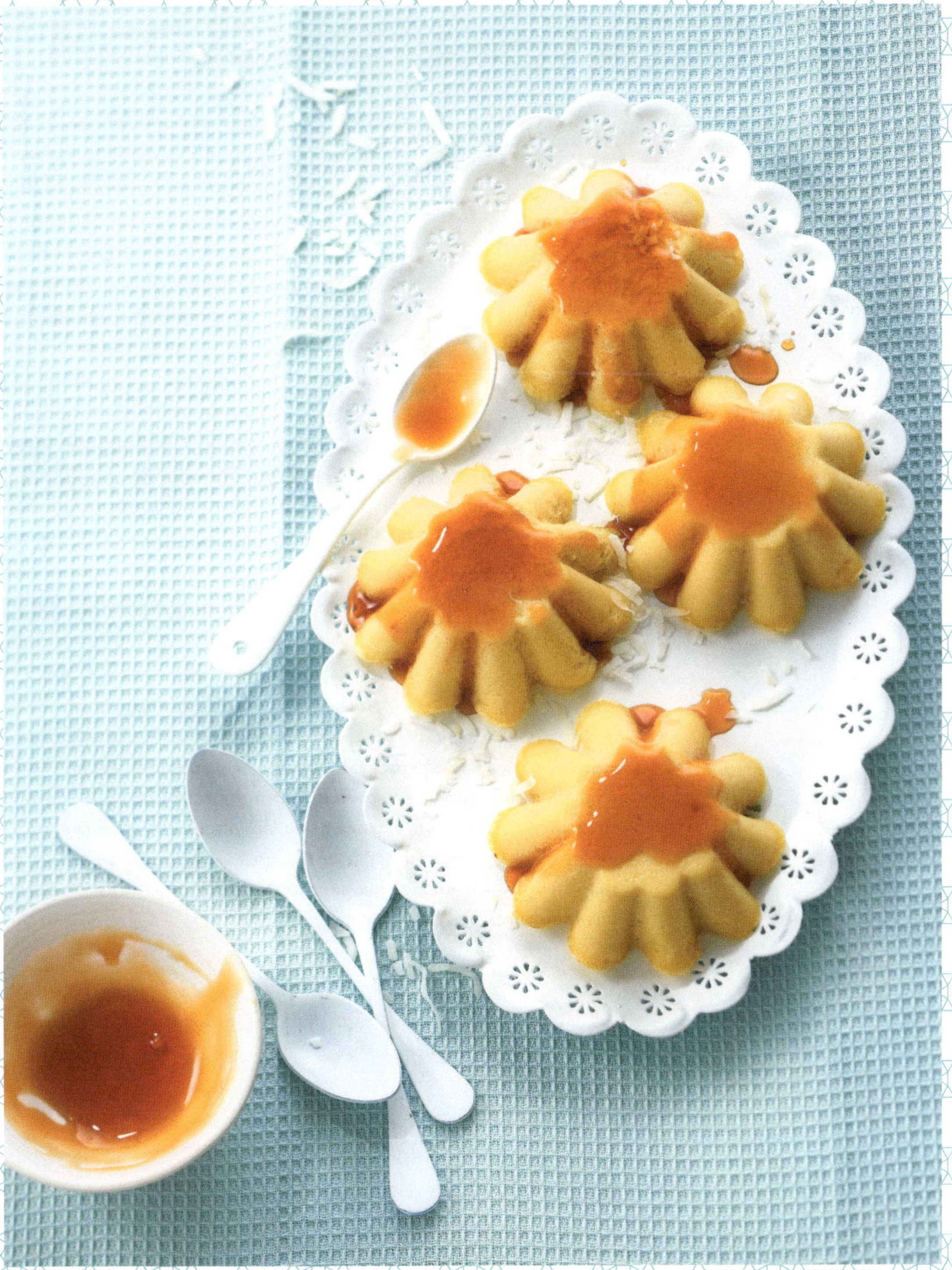

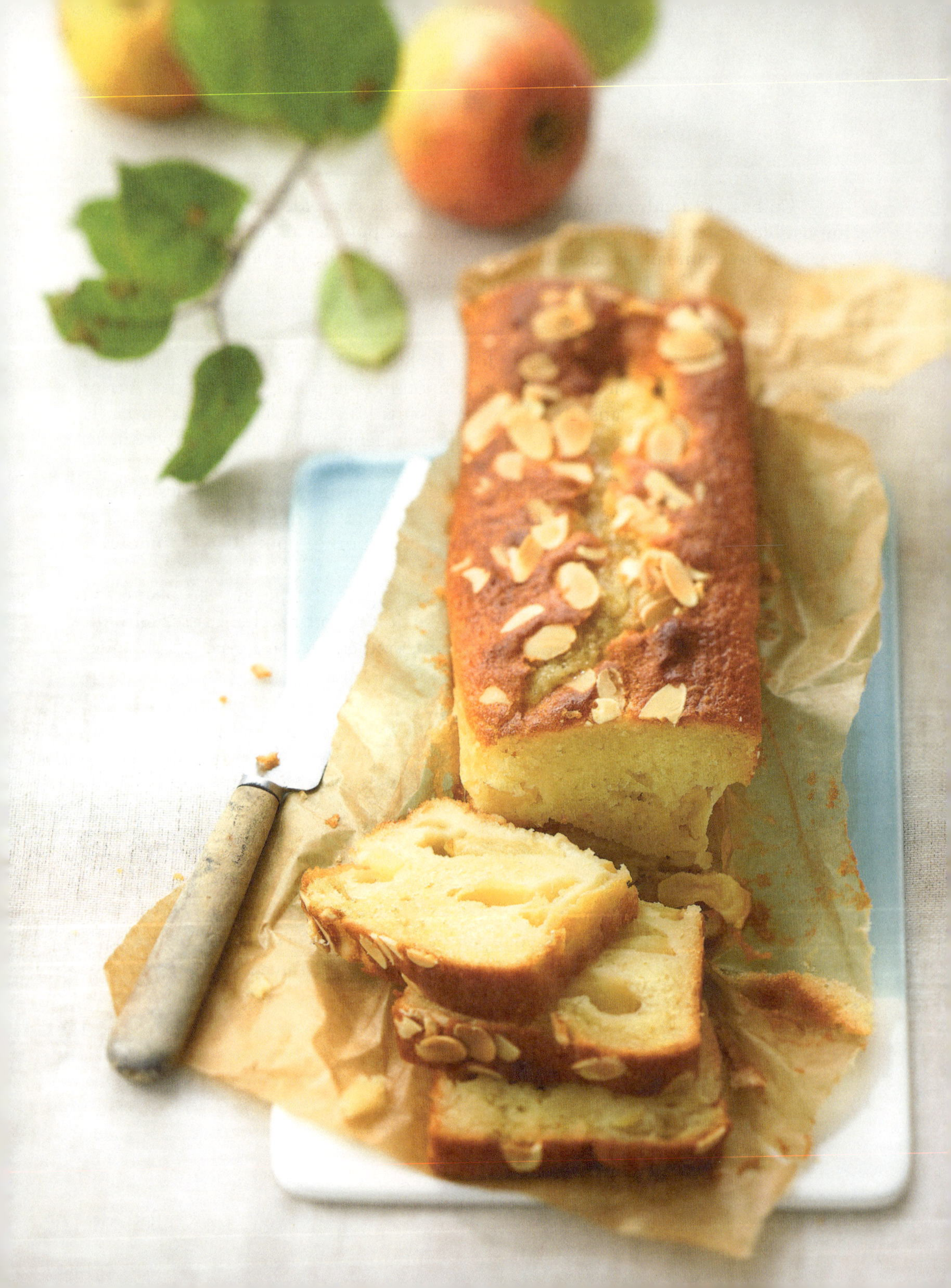

Moelleux aux pommes

Un basique tendre et moelleux à souhait, facile et rapide à réaliser, impossible à rater. Le pot du yaourt sert de mesure pour les autres ingrédients utilisés : un laitage, de la farine, du sucre, de l'huile, des œufs... Parfois, rien ne vaut la simplicité !

Ingrédients pour 6 personnes

2 grosses pommes
1 sachet de sucre vanillé
1 yaourt nature
2 pots de sucre
3 pots de farine
1 pot d'huile de colza ou de noix
3 œufs
½ sachet de levure chimique
1 pincée de sel
Beurre et poudre d'amandes pour le moule
Quelques amandes effilées (décoration)

Préchauffez le four à 180 °C (th. 6). Beurrez le fond d'un moule à cake et saupoudrez de poudre d'amandes. Versez dans un saladier le yaourt, les sucres, les œufs, la farine, la levure, le sel et l'huile en mélangeant entre chaque ingrédient.

Lavez, épluchez et pelez les pommes. Découpez-les en fines lamelles. Disposez-les au fond du moule. Versez la préparation sur les pommes et enfournez pour 20 à 30 minutes.

Vérifiez la cuisson avec la pointe d'un couteau plantée au cœur du moelleux ; elle doit ressortir sèche. Laissez refroidir le gâteau avant de le démouler. Décorez avec des amandes effilées.

LE + NUTRITION : **La plupart des pommes contiennent des fibres particulièrement bien tolérées.**

ASTUCE **Cette pâte peut très bien vous servir de base pour des recettes plus élaborées. Selon vos goûts et vos envies, vous pouvez utiliser différents fruits ou ajouter du citron, de la poudre de cacao, d'amandes ou de noix de coco, des pépites de chocolat, etc.**

Muffins aux pruneaux

Pour stimuler vos papilles aussi bien que votre système digestif, voici une recette de muffins à la fois gourmande et originale. En effet, parce qu'il est riche en fibres, en potassium et en sorbitol, le pruneau est le fruit idéal pour le transit intestinal.

Ingrédients pour 12 muffins

100 g de farine
100 g de fécule de maïs
100 g de sucre en poudre
100 g de poudre d'amandes
200 g de pruneaux dénoyautés
1 sachet de sucre vanillé
1 sachet de levure
2 œufs
2 yaourts nature
20 cl de lait
Extrait de vanille liquide

Préchauffez le four à 180 °C (th. 6).

Dans un grand saladier, mélangez la farine, la fécule, les sucres, la poudre d'amandes et la levure. Dans un autre saladier, mélangez les œufs battus, les yaourts, le lait et l'extrait de vanille.

Coupez les pruneaux en petits morceaux et ajoutez-les au premier mélange. Remuez délicatement. Ajoutez le second mélange à cette préparation. Mélangez de nouveau.

Versez l'ensemble dans des moules à muffin et enfournez pour 25 minutes. Attendez quelques minutes avant de démouler.

Le + nutrition : **Parce qu'il est riche en fibres et qu'il contient des composés phénoliques qui lui confèrent des propriétés laxatives, le pruneau a cette capacité de stimuler le transit intestinal. Une consommation occasionnelle ou régulière, en prévention, constitue un remède efficace contre la constipation.**

Astuce **S'ils sont secs, faites tremper les pruneaux dans de l'eau pendant quelques heures afin de les réhydrater. Vous pouvez ensuite les déguster tels quels ou dans des préparations sucrées et salées : avec du yaourt ou du muesli, en jus, en compote, dans des flans, des fars, des clafoutis, des tajines, des farces, en accompagnement de volailles ou de gibiers.**

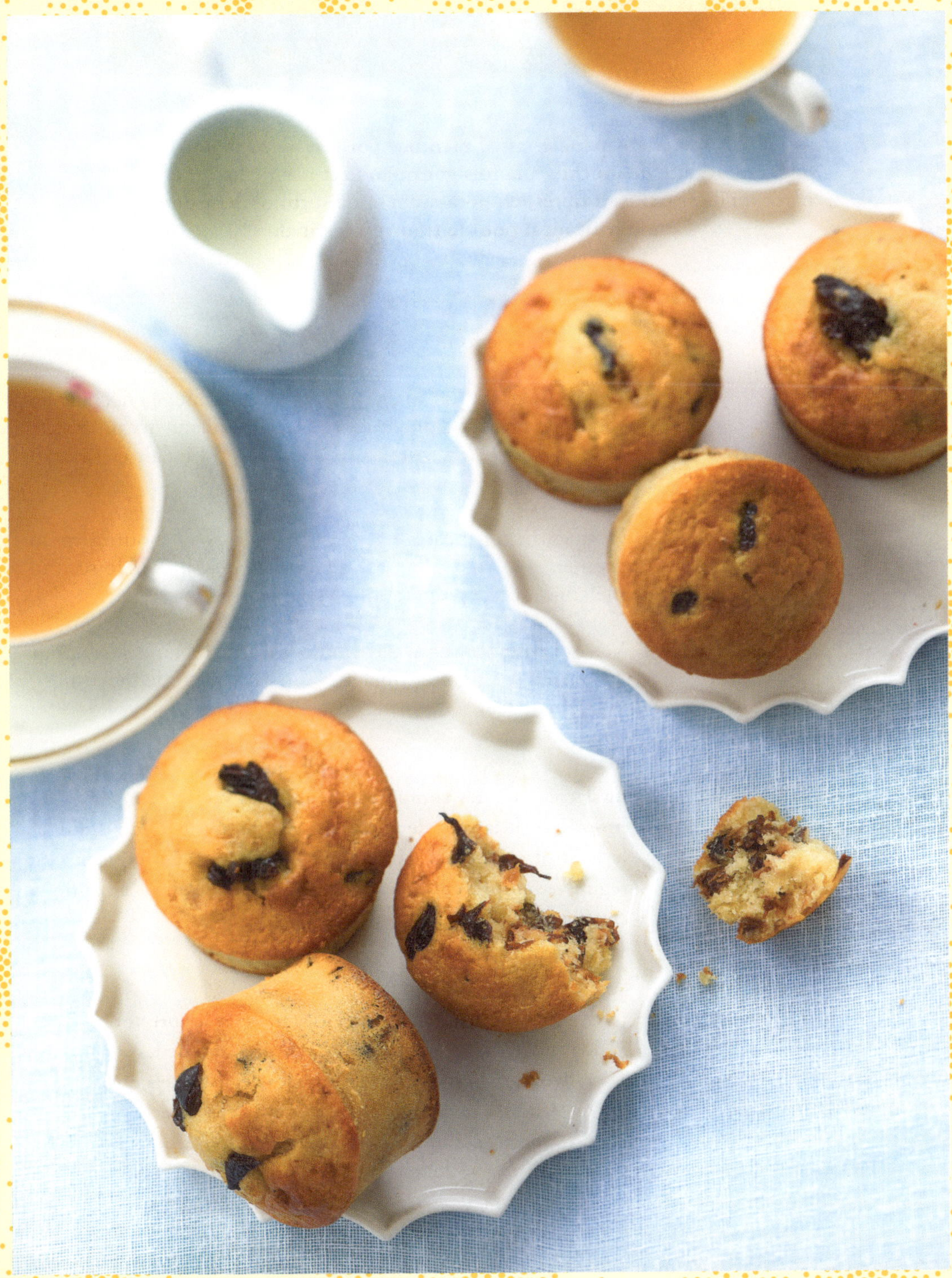

Tableaux d'équivalences

Mesures liquides

Système métrique	Système américain	Autre nom
5 ml	1 cuillère à thé (cuillère à café française)	
15 ml	1 cuillère à table (cuillère à soupe française)	
35 ml	1/8 cup (tasse française)	1 oz (ou once)
65 ml	1/4 cup ou 1/4 grand verre	2 oz
125 ml	1/2 cup ou 1/2 grand verre	4 oz
250 ml	1 cup ou 1 grand verre	8 oz
500 ml	2 cups ou 1 pinte	
1 litre	4 cups ou 2 pintes	

Mesures solides

Système métrique	Système américain	Autre nom
30 g	1 / 16 lbs	1 oz
55 g	1 / 8 lbs	2 oz
115 g	1 / 4 lbs	4 oz
170 g	3 / 8 lbs	6 oz
225 g	1 / 2 lbs	8 oz
454 g	1 livre	16 oz

Chaleur du four

Chaleur	° Celsius	Thermostat	° Fahrenheit
Très doux	70 °C	Th. 2-3	150 °F
Doux	100 °C	Th. 3-4	200 °F
	120 °C	Th. 4	250 °F
Moyen	150 °C	Th. 5	300 °F
	180 °C	Th. 6	350 °F
Chaud	200 °C	Th. 6-7	400 °F
	230 °C	Th. -7-8	450 °F
Très chaud	260 °C	Th. 8-9	500 °F

Remerciements
Un grand merci à Bérénice pour ce projet qu'elle m'a confié et que j'ai pris tant de plaisir à réaliser, à Aline et Isabelle pour la mise en image - sublime - de mes recettes, aux Éditions Mango pour leur volonté de développer des ouvrages sur le bien-être et le bien-manger... Merci également à mes patients, mes proches et tout particulièrement Gérard, Julien et Lou pour leur soutien et leur présence chaque jour à mes côtés.

Direction éditoriale :
Anne la Fay
Édition :
Bérénice Taveau
Direction artistique :
Julie Mathieu
Mise en pages :
Lucile Jouret
Lecture-correction :
Sabrina Bendersky
Fabrication :
Thierry Dubus,
Marie Guibert

Illustrations de couverture
© Shutterstock

N° d'édition : M17032
ISBN : 9782317015410
MDS : 63406
Photogravure : SNO

Achevé d'imprimer
en janvier 2017
par Estella Print
en Espagne
Édition n° 1
Dépôt légal : février 2017

www.mangoeditions.com

Rejoignez-nous sur : Mango Cuisine @mangoeditions

Dans la même collection

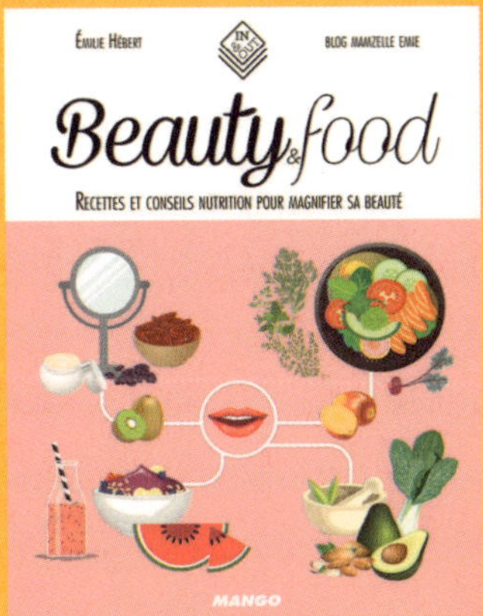

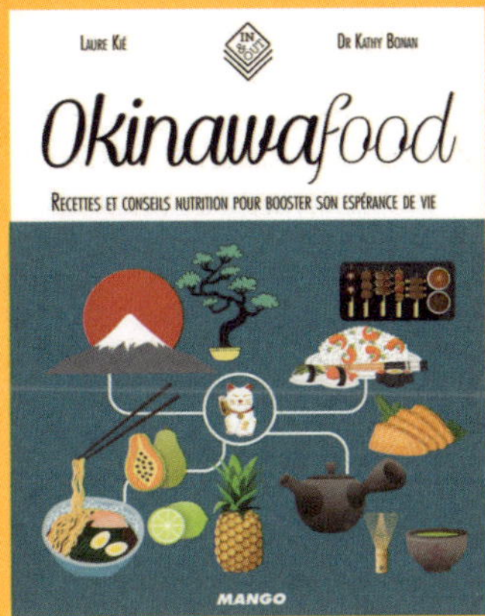

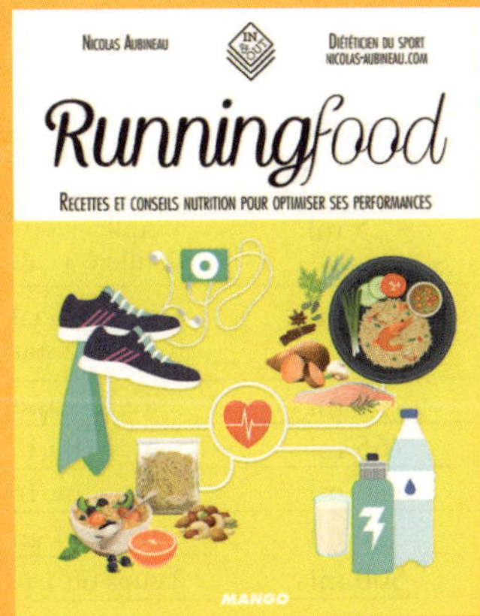

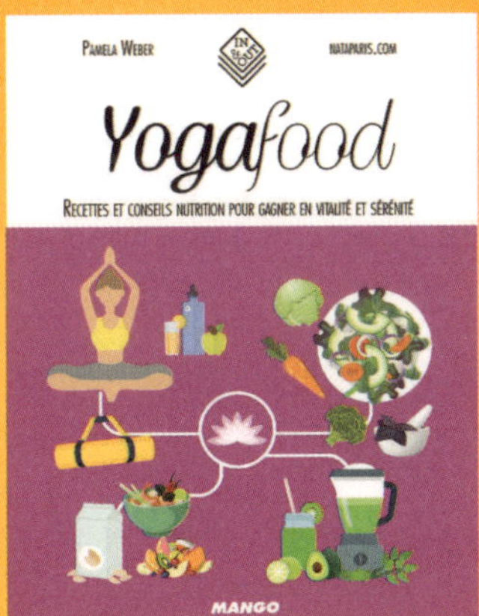

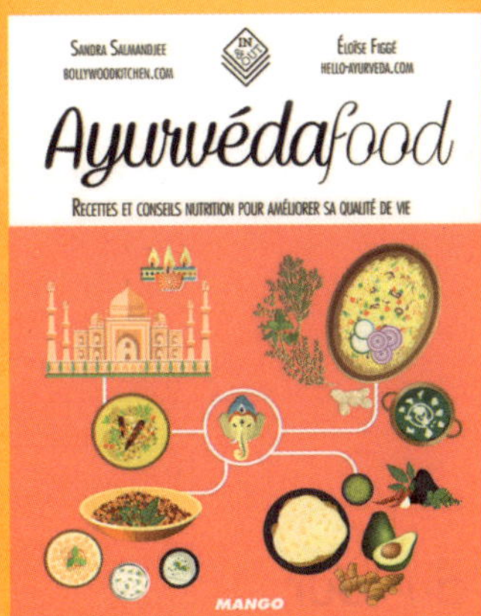

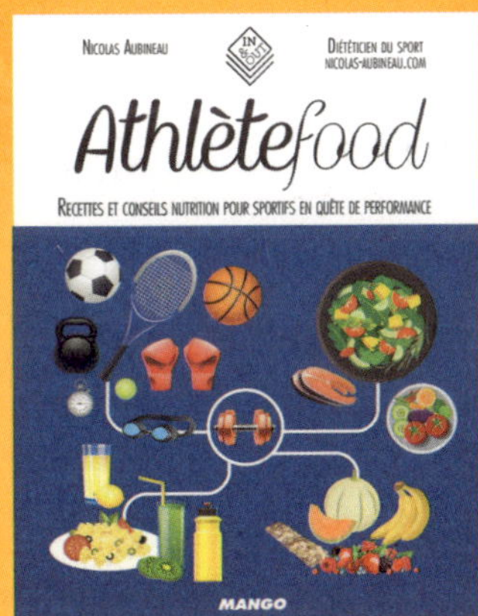

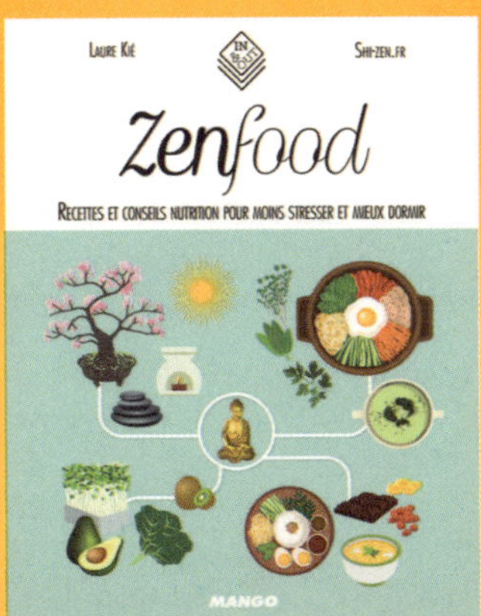

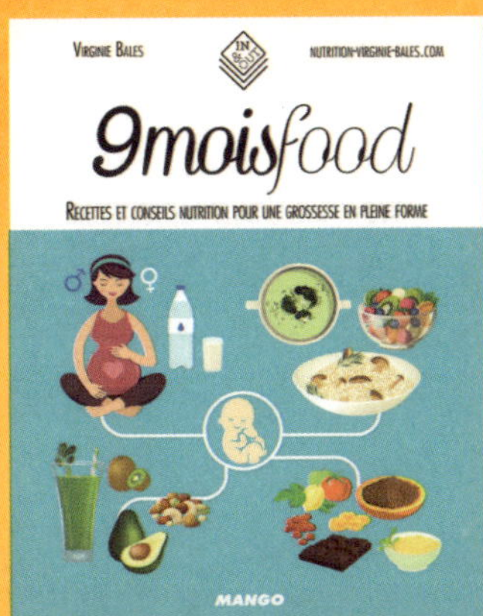